Kuchařka s nízkosacharidovými recepty

100 chutných jídel pro zdravý životní styl

Marcel Sadílek

© COPYRIGHT 2024 VŠECHNA PRÁVA VYHRAZENA

Tento dokument je zaměřen na poskytování přesných a spolehlivých informací s ohledem na probírané téma a problematiku. Publikace je prodávána s tím, že vydavatel není povinen poskytovat účetní, úředně povolené nebo jinak kvalifikované služby. Je-li nutná rada, právní nebo odborná, měl by být objednán odborník s praxí v této profesi.

V žádném případě není legální reprodukovat, duplikovat nebo přenášet jakoukoli část tohoto dokumentu v elektronické nebo tištěné podobě. Nahrávání této publikace je přísně zakázáno a jakékoli uchovávání tohoto dokumentu není povoleno bez písemného souhlasu vydavatele. Všechna práva vyhrazena.

Upozornění Upozornění, informace v této knize jsou podle našeho nejlepšího vědomí pravdivé a úplné. Všechna doporučení jsou učiněna bez záruky ze strany autora nebo publikování příběhu. Autor a vydavatel se zříkají a odpovědnosti v souvislosti s použitím těchto informací

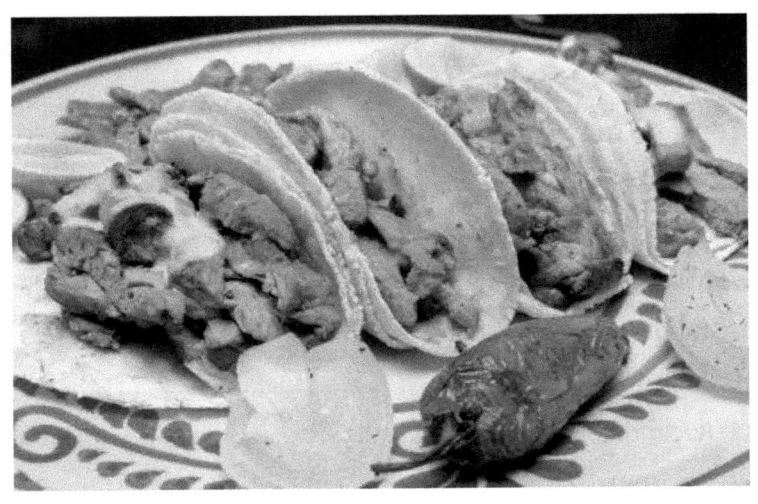

Obsah

ZAVEDENÍ..9
NÍZKÉ SACHARIDOVÉ RECEPTY..................................12
   1 . Mojito: Originální recept...................................12
   2. Rolované sušenky: Základní recept....................14
   3. Nízkotučný Mac a sýr..16
   4. Recept na zeleninu...18
   5. Burgery Se Smetanovou Omáčkou A Smaženým zelím......20
   6. Jezuitský recept..23
   7. Recept na čokoládovou zmrzlinu........................25
   8. Polské perogie, domácí recept...........................27
   9. Granola základní recept....................................29
   10. Základní recept na dort...................................31
   11. Recept na houbu Smrž....................................33
   12. Francouzský toast: Základní recept..................35
   13. Recept na čokoládové sušenky.........................37
   14. Escalivada: Recept na piknik............................38
   15. Čokoládové profiteroly – snadný recept...........40
   16. Tartiflette - Recept z Chalet De Pierres............42
   17. Klasický recept na brownies.............................44
   18. Speculoos, Zjednodušený recept......................46
   19. Míchaná Vejce S Bazalkou A Máslem...............48
   20. Česneková kuřecí prsa....................................50
   21. Vepřové Chicharrón A La Mexicana.................52
   22. Kuře plněné Nopales.......................................54

23. Mini Sekaná Se Slaninou...................................57
24. Kuřecí Drátek Se Sýrem..................................59
25. Keto Taquitos De Arrachera............................62
26. Keto Mexická Ryba Tapeta.............................65
27. Nízkosacharidové kuřecí tacos........................67
28. Quinoa Yakimeshi...69
29. Okurkové rolky plněné tuňákovým salátem......71
30. Ceviche plněné avokádo s Habanero..............73
31. Keto čokoládový dort.....................................75
32. Marielle Henaineová......................................77
33. Chayotes plněné Salpicónem........................79
34. Kuřecí vývar s květákovou rýží.......................81
35. Zelný salát A Kuře...83
36. Pečené kuře s Guajillo...................................84
37. Poblano Brokolicová rýže...............................86
38. Dýně plněné smetanovým kuřecím salátem...88
39. Arrachera salát s jemnou bylinkovou vinaigrettou..........90
40. Jak vyrobit kuřecí karbanátky v chilli omáčce Morita......92
41. Kůrka plněná Masem S Nopales....................94
42. Dýňové špagety s avokádovým krémem........96
43. Květáková omeleta se špenátem a Serrano Chile..........98
44. Pečený květák S Vejcem A Avokádem.........100
45. Chayote Carpaccio......................................102
46. Enchiladas ze zeleného květáku s kuřecím masem......104
47. Keto špízy na moři a na zemi......................107
48. Pečená cuketa s tvarohem.........................109

49. Omeleta Poblano 111
50. Vaječný Dort S Chřestem 113
ÚŽASNÝ RECEPT S NÍZKÝM SACHARIDEM 115
51. Primitivní tortilla 115
52. Vaječný salát k snídani 118
53. Palačinky z kokosové mouky s makadamovým ořechem
.... 120
54. Pánev na hamburgery 123
55. Tuřín Hash Browns 125
56. Mísa řeckého jogurtu s mandlovým křupavým 127
57. Frittata z mletého masa, kapusty a kozího sýra 130
58. Ketoavena vločky ve stylu Brada 133
59. Vaječné muffiny ve formičkách na šunku 135
60 . Speculoos, zjednodušený recept 137
6 1. Směs koření Chai 139
6 2. Míchaná vejce s kurkumou 141
6 3. Kokosové mléko 143
6 4. Curley Egg Svačiny 146
6 5. Vafle s masovou omáčkou 149
NÁPOJE A SMOOTHIE 152
6 6. Káva s vysokým obsahem tuku 152
6 7. Ketogenní protein Mocha 154
6 8. Zelené smoothie 156
6 9. Smoothie z řepy a zázvoru 158
7 0. Smoothie čehokoliv 160
7 1. Zlatý chai 162

7 2. Vývar z kuřecích kostí.....164

7 3. Ořechové mléko.....167

7 4. Nízkotučný mac a sýr.....170

DRESINKY, PASTITY A TEPLÉ I STUDENÉ OMÁČKY.....172

7 5. Falešná arašídová omáčka.....172

7 6. Majonézový dresink Primal Kitchen a modrý sýr.....174

7 7. Perfect Vinaigrette (s variantami).....176

7 8. "Sýr" z makadamie a pažitky.....178

7 9. Pesto z mrkvových listů.....180

8 0. Máslo s chilli papričkou a slaninou.....182

8 1. Paštika z kuřecích jater.....184

8 2. Kokosové máslo.....187

8 3. Paštika z uzeného lososa.....189

8 4. Oliva s ořechy.....191

HLAVNÍ KURZY.....193

8 5. Pomalý hrnec Carnitas.....193

8 6. Míchaná vejce s kapustou.....196

8 7. Falešný kubánský sendvič.....198

8 8. Mleté maso z kaveren s máslovými mandlemi.....200

8 9. Lehký tuňák dušený s bylinkovým a limetkovým dresinkem.....202

9 0. Plněná rajčata.....205

9 1. Nejlepší pečené kuře.....207

9 2. Kuřecí špízy.....210

9 3. Zásobník na krevety a chřest.....213

9 4. Klobásy s kapustou.....215

9 5. Pečený losos s koprovým aioli............218
9 6. Krůtí a kapustové závitky............220
9 7. Salát s křupavým tuňákem............222
98 . Kuře Plněné Nopales............224
9 9 . Mini Sekaná Se Slaninou............227
100 . Kuřecí Drátek Se Sýrem............229
ZÁVĚR............231

ZAVEDENÍ

Kromě čistého cukru je za nechtěné přibírání s rostoucími klikami lásky zodpovědné příliš mnoho sacharidů. Jedním z důvodů, proč je nízký obsah sacharidů trvalý trend. Nízkosacharidová dieta (v překladu málo sacharidů) je o drastickém omezení sacharidů ve stravě. Protože teprve při snížení příjmu cukru a sacharidů tělo padá zpět na energetické zásoby (tukové polštářky) a zajišťuje si tak redukci hmotnosti při domnělém nedostatku jídla.

Abyste se tedy zbavili nepopulárních milostných klik, je obzvláště účinná dieta s recepty s žádnými nebo méně sacharidy. Je však třeba poznamenat, že existující buňky tukové tkáně se během diety pouze vyprazdňují a poté zůstávají v těle. Pokud se příliš rychle vrátíte ke svému starému, nezdravému stylu stravování, rychle se doplníte.

Které potraviny jsou povoleny na nízkosacharidové dietě?

Jakmile budete jíst podle low carb metody, tj. sníží se počet sacharidů v jídle, může se současně zvýšit podíl tuku a bílkovin, které se v těle neukládají ve stejné míře. Na rozdíl od jiných forem stravy zde není žádný kalorický deficit spojený s pocitem hladu. Více tuků a bílkovin také vytváří déletrvající pocit sytosti. Takže nechoďte hlady, ale nahraďte cukr a sacharidy pokrmy s vysokým obsahem bílkovin a nízkým obsahem sacharidů.

Těmto potravinám byste se měli vyhýbat

Následující potraviny jsou hlavními viníky nechtěného přibírání na váze. Kromě všech forem cukru sem patří brambory, rýže a všechny produkty vyrobené z pšeničné mouky, jako jsou těstoviny, pizza a chléb. Jejich nekontrolovaná konzumace se projeví při příliš vysoké konzumaci přeměněné na cukr jako neoblíbená a často neustále rostoucí tuková zásoba.

Kromě toho by se člověk měl v nízkosacharidových pokrmech vyhýbat všem formám medu a cukru, džemům, Nutelle, všem sladkostem, umělým sladidlům a průmyslově vyráběným šťávám. V případě obilí a zeleniny, brambor, rýže, všech výrobků z pšeničné mouky, jako je pizza, chléb, pečivo, koláče a nudle, a všech průmyslově vyráběných hotových výrobků je třeba se vyhnout. Také několik zvláště škrobových potravin, jako jsou banány, kukuřice, pastinák, sladké brambory, hrášek a müsli, se nutně nedoporučuje.

Jak dobrý je nízký obsah sacharidů a jak se lze vyhnout jo-jo efektu?

Pokud se chcete po redukční dietě vyhnout obávanému jo-jo efektu rychlého přibírání na váze, je nevyhnutelná celková změna stravovacích návyků, které jste si oblíbili. Důležitou roli hraje také přizpůsobení stravovacího chování věku. Ve stáří, na rozdíl od mladších let, si tělo vlivem hormonálních změn rychleji vytváří rozsáhlé tukové zásoby. Striktní krátkodobý přechod na low carb zde dělá zázraky. Odborníci na výživu však nedoporučují trvalou, přísnou dietu podle specifikací s nízkým obsahem sacharidů. Aby se předešlo jo-jo efektu, doporučují poté vyváženou stravu s přibližně 50 % sacharidů. Nemusíte se tak pořád obejít bez svého milovaného chleba, brambor a výborných těstovin.

NÍZKÉ SACHARIDOVÉ RECEPTY

1. Mojito: Originální recept

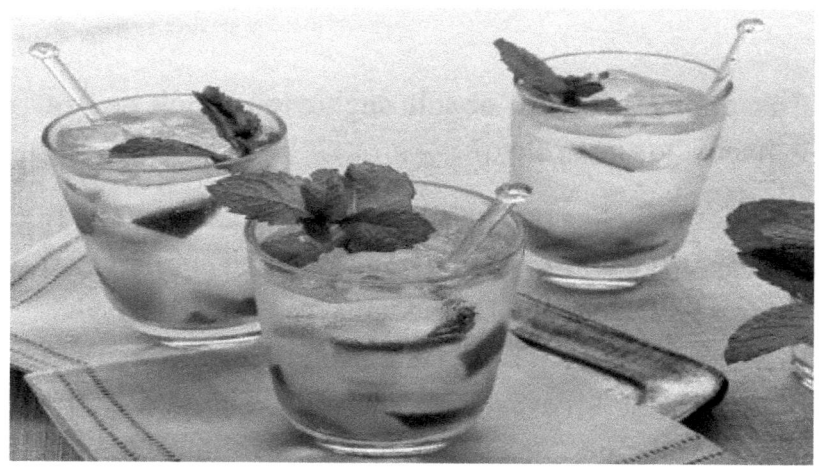

INGREDIENCE

- 20 lístků máty.
- moučkový cukr.
- kubánský rum
- 3 citrony zelené.
- perlivá voda

PŘÍPRAVA

1. Rozdrťte 20 lístků máty s 5 polévkovými lžícemi. lžičku moučkového cukru do nádoby, přidejte 30 cl kubánského rumu, šťávu ze 3 velkých limetek a dobře promíchejte.
2. Nalijte do 6 sklenic, poté doplňte trochou perlivé vody, jako je Perrier, a trochou drceného ledu.
3. Ozdobte lístky máty.

2. Rolované sušenky: Základní recept

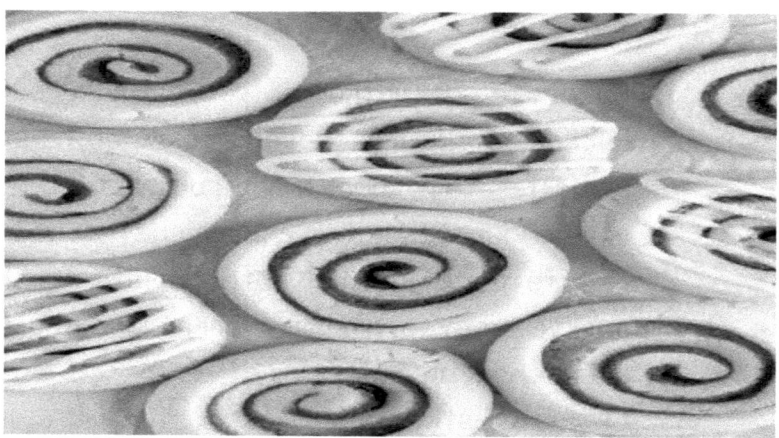

INGREDIENCE

- 120 g cukru + 1 lžička. s kávou.
- 4 vejce
- 120 g mouky.
- 25 g rozpuštěného másla

PŘÍPRAVA

1. Troubu předehřejeme na tl. 7/210 °.
2. Pekáč vyndejte z trouby a položte na něj list pečícího papíru.
3. Oddělte žloutky od bílků, žloutky a cukr šlehejte, dokud směs nezbělá a za stálého míchání přidejte mouku.
4. Z bílků ušleháme tuhý sníh se lžičkou cukru, jemně vmícháme, přípravek nadzvedneme a přidáme rozpuštěné máslo.
5. Těsto pomocí stěrky rozetřeme na pečící papír a vytvoříme obdélník.
6. Pečte 8 minut, vyjměte sušenku z trouby, položte ji s pečicím papírem na pracovní plochu a přikryjte vlhkou utěrkou.
7. Nechte 10 minut odstát, sejměte utěrku, otočte sušenku, srolujte ji a zabalte do fólie až do použití.

3. Nízkotučný Mac a sýr

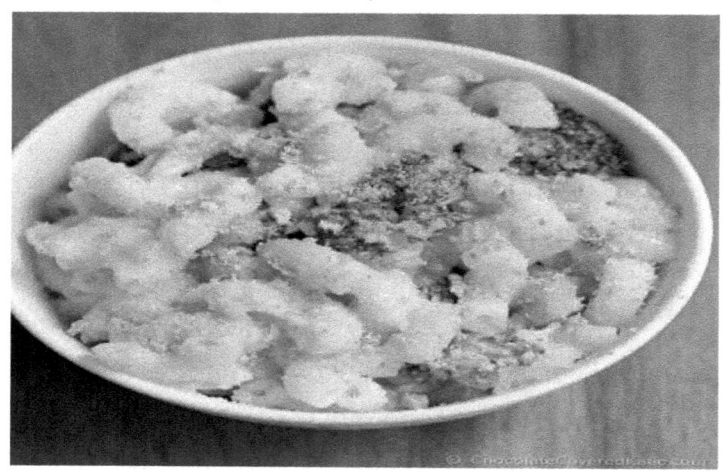

INGREDIENCE

- 0,1 1/2 t. makaronů uvařených a scezených.
- 1 malá cibule, nakrájená.
- 9 plátků, 2/3 oz silného nízkotučného sýra čedar.
- 1 12 oz plechovka odpařeného odstředěného mléka.
- 1/2 t. kuřecí vývar s nízkým obsahem sodíku.
- 2 1/2 lžíce (y) lžíce pšeničné mouky kolem
- 1/4 lžičky worcesterské omáčky.
- 1/2 lžičky suché hořčice.
- 1/8 lžičky pepře.
- 3 lžíce strouhanky.
- 1 polévková lžíce margarínu, změkčeného

PŘÍPRAVA

1. Hluboký pekáč postříkaný rostlinným olejem ve spreji, potřete 1/3 makaronů, 1/2 cibule a sýrem. Vrstvy opakujte a zakončete makarony. Mléko, vývar, mouku, hořčici, worcesterskou omáčku a pepř šlehejte, dokud se nespojí. Nalijte přes vrstvy. Smíchejte strouhanku a margarín, poté posypte navrch. Pečte odkryté při 375 stupních 30 minut, dokud nebudou horké a bublající.

4. Recept na zeleninu

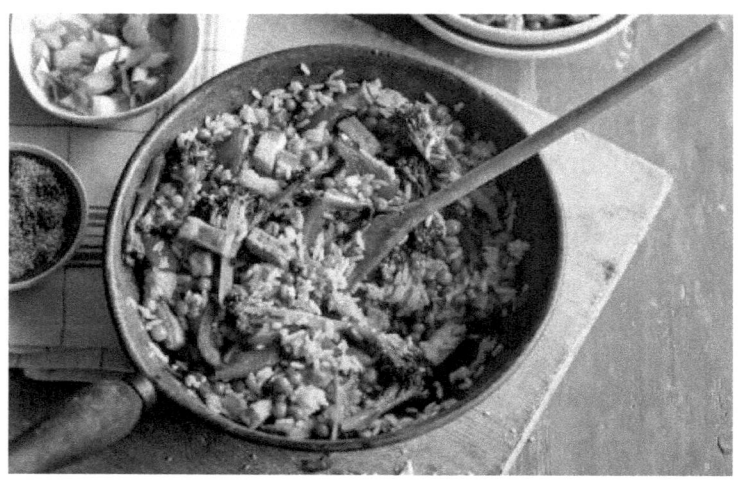

INGREDIENCE

- .2 cibule.
- 2 mrkve.
- 1 pastinák.
- 1 fenykl
- .250 g obilovin.
- olivový olej.
- kurkuma sůl, pepř.
- dýňová semínka

PŘÍPRAVA

1. Na středním plameni osmahněte: nakrájenou cibuli , přidejte kurkumu podle libosti, dobře opepřete, poté přidejte 2 mrkve (zde 1 fialku, 1 žlutou), 1 pastinák, 1 fenykl nakrájený na kostičky, sůl a pepř, za občasného míchání povařte
2. 1 250g balíček cereálií uvaříme ve vroucí osolené vodě (jako bulgur quinoa z Monoprix, který se uvaří za 10 minut), scedíme, nasypeme do salátové mísy, dochutíme 2 lžícemi. lžíce olivového oleje, nasypte zeleninu navrch, posypte opraženými squashovými semínky na 3 minuty na pánvi.

5. Burgery Se Smetanovou Omáčkou A Smaženým zelím

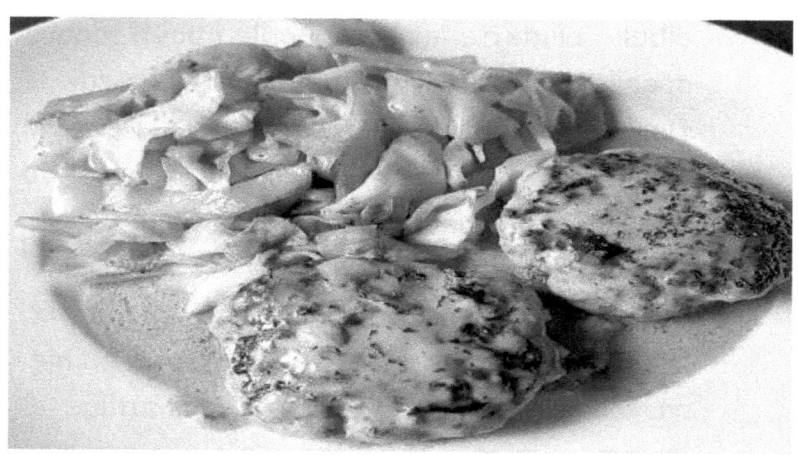

INGREDIENCE

- Burgery
- 650 g mletého masa (mleté)
- 1 vejce
- 85 g sýra feta
- 1 lžička Sůl
- ¼ lžičky mletý černý pepř
- 55 g (220 ml) čerstvé petrželky, nasekané nadrobno
- 1 polévková lžíce. olivový olej, na smažení
- 2 polévkové lžíce. máslo, na smažení

omáčka

- 180 ml smetany (nebo smetany) ke šlehání
- 2 polévkové lžíce. nasekanou čerstvou petrželkou
- 2 polévkové lžíce. rajčatový protlak nebo ajvar omáčka
- sůl a pepř

Smažené zelené zelí

- 550 g nakrájeného bílého zelí
- 85 g másla
- sůl a pepř

Instrukce

Smetanové hamburgery:

1. Smíchejte všechny ingredience na hamburgery a sestavte jich osm, delších, než jsou široké.
2. Smažte je na středním plameni na másle a olivovém oleji alespoň 10 minut, nebo dokud placičky nezískají lahodnou barvu.
3. Když jsou hamburgery téměř hotové, přidejte na pánev rajčatový protlak a

smetanu ke šlehání. Promícháme a smetanu necháme přejít varem.
4. Před podáváním navrch posypte nasekanou petrželkou.

Zelené zelí smažené na másle:

1. Zelí nakrájejte na nudličky nebo použijte kuchyňský robot.
2. Na pánvi rozpustíme máslo.
3. Nakrájené zelí restujte na středním plameni alespoň 15 minut, nebo dokud nebude mít zelí požadovanou barvu a strukturu.
4. Často míchejte a ke konci trochu snižte teplotu. Podle chuti okoříme.

6. Jezuitský recept

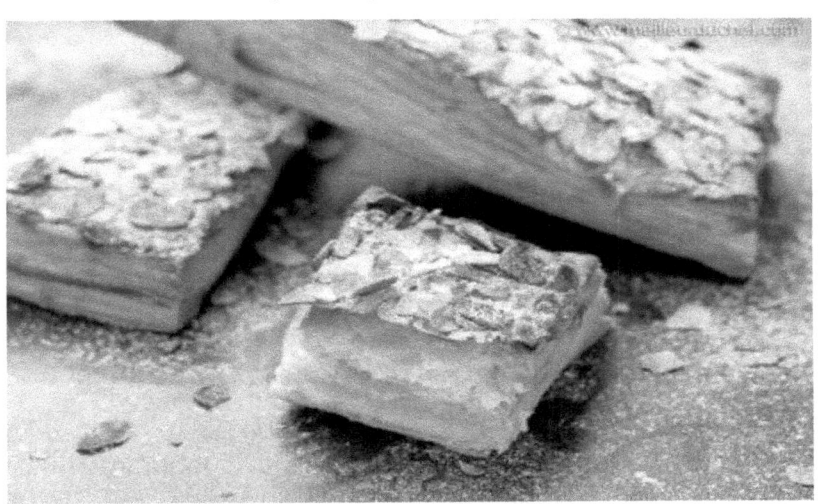

INGREDIENCE

- .50 g mandlového prášku.
- 50 g cukru.
- 50 g másla
- .1 vejce.
- 1 likérová sklenice rumu

PŘÍPRAVA

1. Vytvořte dva tenké proužky 12 cm široké.
2. Ozdobte tenkou vrstvou mandlového krému.
3. Navlhčete oba okraje vodou pomocí štětce. Nahoru položte druhou roli, stiskněte okraje, abyste je svařili.
4. Povrch osmahněte vajíčkem a navrch vysejte práškové mandle. Takto získaný proužek nakrájíme na trojúhelníky položené na plechu a pečeme v rozpálené troubě.
5. Při vytahování z trouby posypte moučkovým cukrem. Máslo zjemněte na krém, přidejte mandle a zároveň cukr.
6. Intenzivně pracujte se šlehačem, abyste získali pěnivé složení. Přidejte celé vejce a poté rum.

7. Recept na čokoládovou zmrzlinu

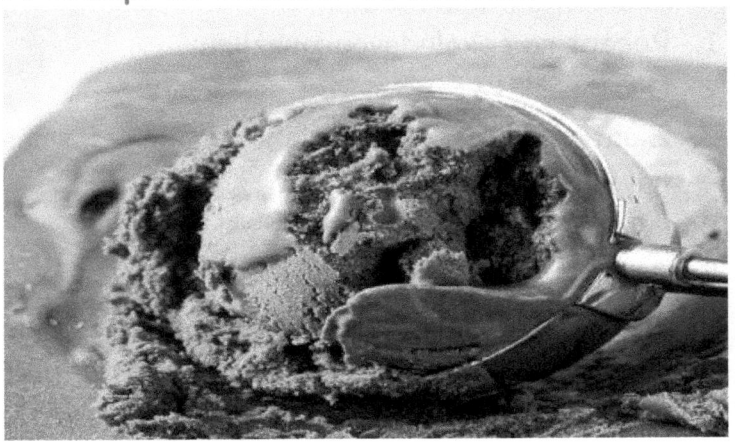

INGREDIENCE

- .6 žloutky.
- 200 g cukru.
- 1/2 l mléka
- .300 ml tekuté zakysané smetany.
- 100 g neslazeného kakaa

PŘÍPRAVA

1. Recept na čokoládovou zmrzlinu:
2. Uvařte mléko.
3. Žloutky a 150g cukru šlehejte, dokud směs nezbělá.
4. Přidejte kakao a promíchejte.
5. Pomalu přilévejte mléko a míchejte, abyste získali velmi tekutý přípravek. Celé prohřejte na mírném ohni, aby zhoustlo (aniž by se to vařilo).
6. Tuto šťávu necháme vychladnout.
7. Smetanu a zbytek cukru prudce vyšleháme. Přípravek zapracujte do šťávy. Turbína

8. Polské perogie, domácí recept

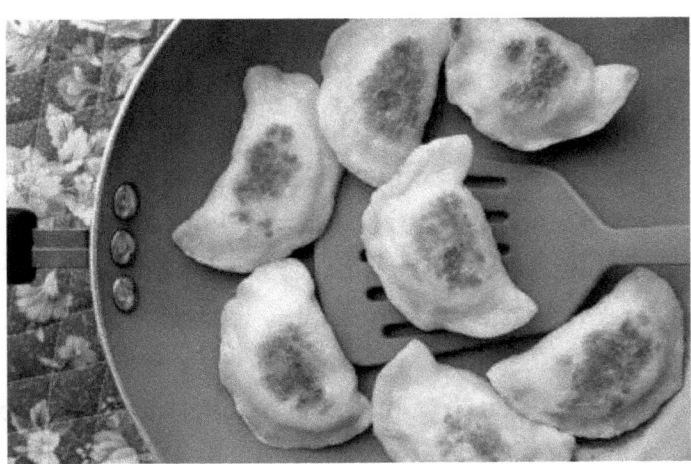

INGREDIENCE

- .2 libry scezeného tvarohu nebo sýra stojí.
- 10 t. voda.
- 1 t. lehce opečenou strouhankou.
- 3 lžíce oleje
- .4 velká vejce, rozšlehaná.
- 1 1/2 čajové lžičky soli.
- 2 t. mouky, univerzální plus dost na přípravu těsta

PŘÍPRAVA

1. Ve střední misce rozmačkejte sýr vidličkou. Přidejte vejce, ½ lžičky. sůl, mouku a promíchejte, aby vznikla pasta. Těsto rozválíme na pomoučněné desce a rozdělíme na 4 díly. Rozložte každý kousek do 12 '' dlouhého a 2 '' širokého obdélníku. Každý kus nakrájejte diagonálně, abyste získali asi 10 kusů. Přiveďte vodu k varu a přidejte 1 lžičku. desel. Snižte plamen, aby se voda mírně vyvařila a ponořte do ní třetinu raviol. Vařte odkryté, dokud se nevrátí. Odstraňte je skimmerem, sceďte. Opakujte, dokud nejsou všechny koblihy uvařené. Podávejte s trochou opečeného chleba.
2. Vytváří asi 40 perogií.

9. Granola základní recept

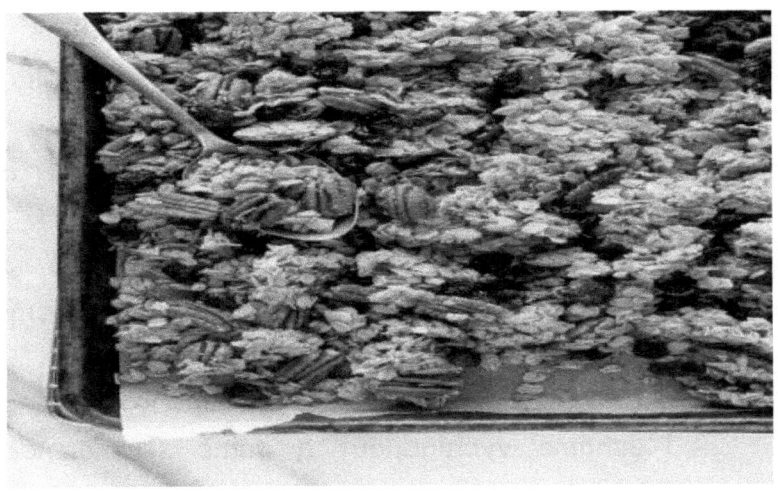

INGREDIENCE

- .300 g ovesných vloček.
- 100 g celých mandlí.
- 100 g slunečnicových semínek.
- 100 g dýňových semínek.
- 50 g sezamových semínek.
- 50 g hroznů suchých
- .10 cl horké vody.
- 50 g tekutého medu.
- 4 polévkové lžíce slunečnicového oleje lisovaného za studena.
- 1 lžička vanilkového prášku.
- 1 malá mořská sůl

PŘÍPRAVA

1. Zapněte troubu tl. 5/150 °.
2. Do mísy dejte ovesné vločky, semínka, mandle, rozinky, sůl a vanilku.
3. Smíchejte horkou vodu, med a olej a nalijte do mísy.
4. Míchejte, dokud se tekutina nevstřebá, a poté směs rozetřete na plech vyložený pečicím papírem.
5. Vařte 30 až 45 minut za občasného míchání. Necháme vychladnout a dáme stranou do krabičky.

10. Základní recept na dort

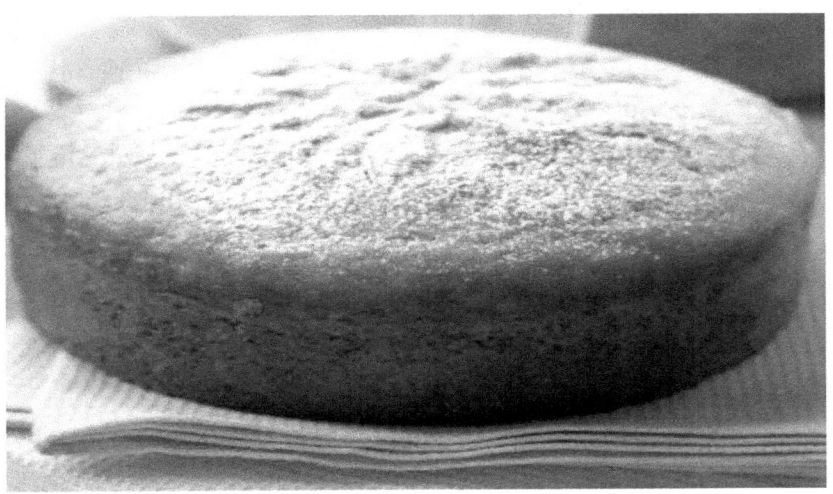

INGREDIENCE

- .100 g hořké čokolády.
- 200 g másla + 1 ořech.
- 100 g cukru + 1 trochu.
- 4 vejce.100 g mouky
- .50 g kukuřičného škrobu.
- 30 g neslazeného kakaa.
- 1 zarovnaná lžička prášku do pečiva.
- 1 lžička vanilkového prášku nebo skořice

PŘÍPRAVA

1. Zapněte troubu tl. 6/180 °.
2. Pánev vymažeme máslem a posypeme ji trochou cukru.
3. Čokoládu nalámanou na kousky a máslo rozpustíme v mikrovlnné troubě nebo v dvojitém kotli.
4. Celá vejce a cukr ušleháme, dokud směs nezbělá a smícháme je s rozpuštěnou čokoládou a máslem.
5. Přidejte mouku, kukuřičný škrob, kakao, prášek do pečiva, vanilku nebo skořici. Toto těsto můžete míchat pomocí kuchyňského robota nebo mixéru.
6. Nalijte do formy a pečte v troubě 30 až 40 minut. Špička nože zaseknutá ve středu by měla vyjít téměř suchá.
7. Dort vyklopíme a necháme vychladnout na mřížce.

11. Recept na houbu Smrž

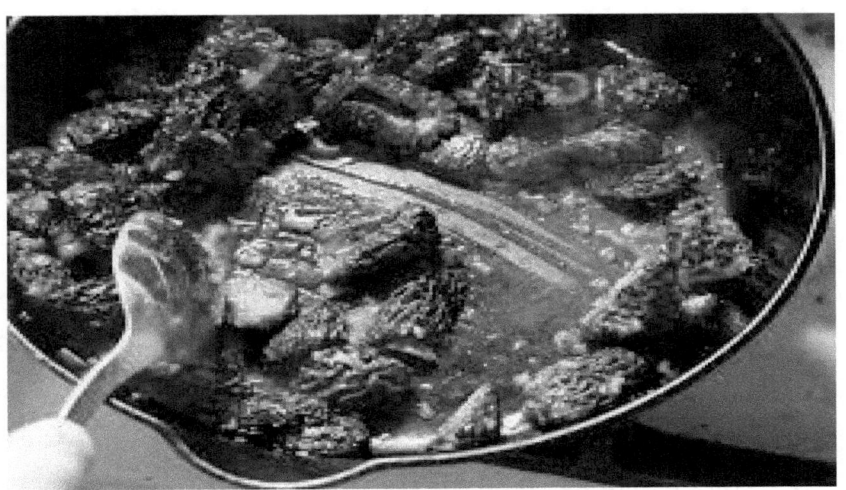

INGREDIENCE

- .250 g smržů.
- 2 telecí ledviny.
- 400 g útesového telete.
- 75 g másla.
- 5 cl koňaku
- .15 cl zakysané smetany.
- 4 vol au vent.
- hrubá sůl.
- mletý pepř

PŘÍPRAVA

1. Ze smržů odstraňte zemitou část, opláchněte je v několika vodách, sceďte a osušte v savém papíru.
2. Cukríky podlijeme proudem studené vody, 5 minut blanšírujeme v osolené vodě a poté scedíme.
3. Ledviny otevřete, nakrájejte na kostičky a 8 minut poduste na 25 gramech rozpáleného másla.
4. Flambujte s polovinou koňaku.
5. Telecí placky nakrájejte a opékejte je 3 minuty na 25 gramech rozpáleného másla.
6. Flambujte se zbytkem koňaku, přidejte polovinu crème fraîche, zahřívejte 1 minutu.
7. Smrže osmahněte na zbytku másla po dobu 10 minut, sceďte je a poté přidejte zbytek smetany.
8. Na pánvi nalijte tři přípravky, osolte a opepřete, zahřívejte 3 minuty na mírném ohni.
9. Horký přípravek vložte do ohřátých kůrek a podávejte horké.

12. Francouzský toast: Základní recept

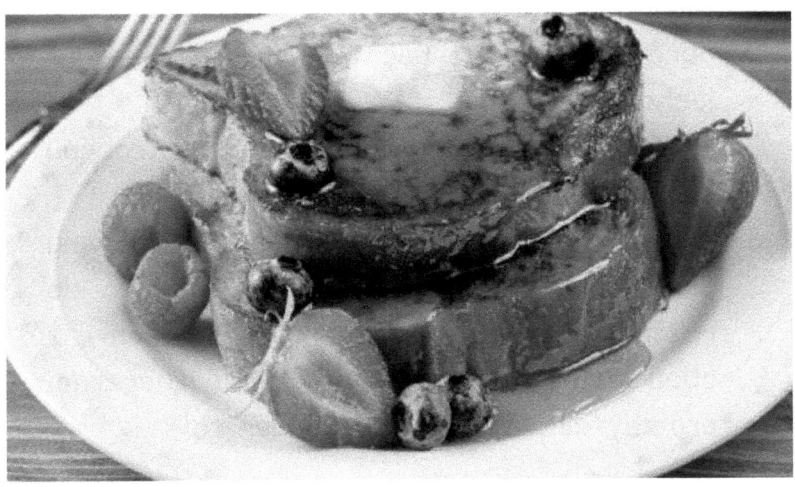

INGREDIENCE

- .50 cl mléka.
- 150 g cukru.
- 1 vanilkový lusk.
- 3 vejce
- .skořice v prášku.
- 50 g másla.
- 10 plátků sendvičového chleba, zastaralá bageta brioška

PŘÍPRAVA

1. Mléko, cukr a vanilku rozpůlené a vyškrábané ohřejte v hrnci a nechte přikryté 10 minut louhovat.
2. Vejce rozšleháme v omeletě s 1 trochou skořice.
3. Na pánvi rozpustíme polovinu másla, polovinu plátků chleba ponoříme do mléka, poté do rozšlehaných vajec a opékáme na pánvi z obou stran 6 až 10 minut. Opakujte operaci pro zbytek plátků. Ihned podávejte.

13. Recept na čokoládové sušenky

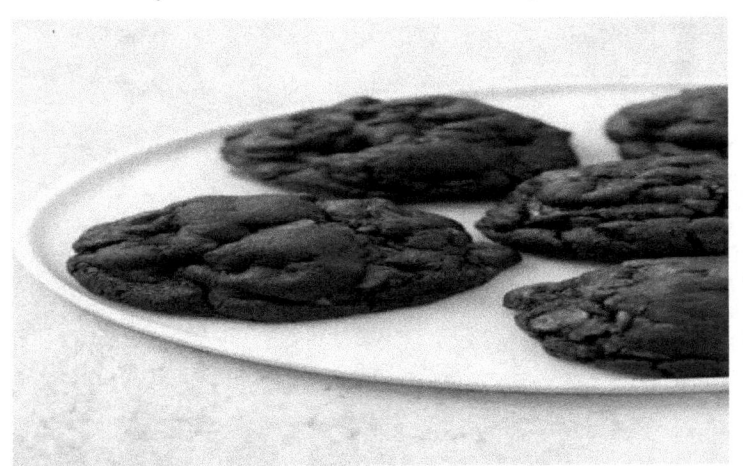

INGREDIENCE

- 200 g čokolády.
- 125 g cukru
- 125 g mandlového prášku.
- 3 bílky

PŘÍPRAVA

1. Předehřejte troubu na 180 °C.
2. Čokoládu rozpustíme na mírném ohni.
3. Vyšlehejte bílky, pokračujte ve šlehání, přidejte cukr a mleté mandle.
4. Vmícháme čokoládu.
5. Na plechu dělejte malé hromádky.
6. Pečte 15 minut.
7. Užijte si své malé čokoládové sušenky!

14. Escalivada: Recept na piknik

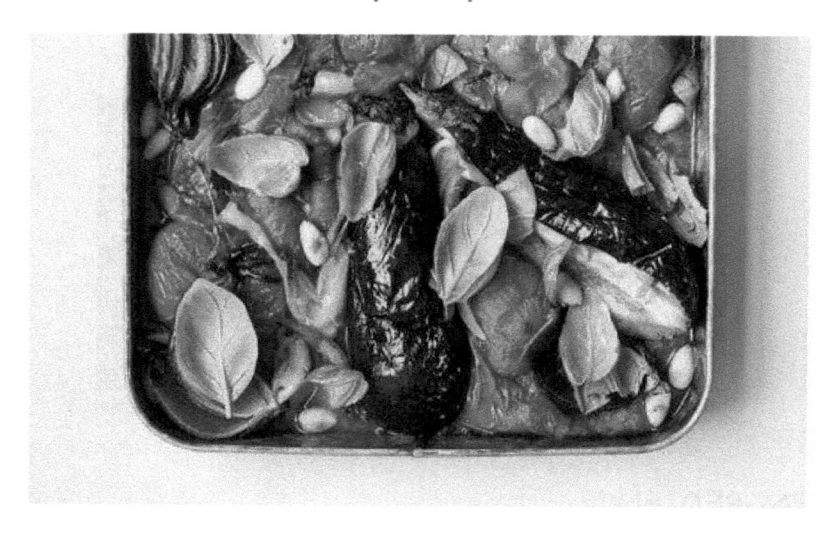

INGREDIENCE

- .2 lilky.
- 2 cukety.
- 1 zelená paprika.
- 1 červená paprika
- .6nová cibule.
- 2 dl banyulského octa
- 2 dl olivového oleje.
- sůl

K podávání:

- .opečené krajíce chleba
- .filé z ančoviček na olivovém oleji

PŘÍPRAVA

Troubu zapněte na 210 °C (č. 7). Opláchneme lilky, cukety a papriky a poté je položíme na cibuli, aniž bychom je oloupali. Plech zasuňte do trouby. Počítat

1. Mezi 30 a 50 minutami, otáčení a sledování zeleniny: lilky jsou uvařené, když jsou měkké pod tlakem prstu, papriky a cibule, když je slupka hnědá.

Kůra

1. Když je zelenina vlažná, nakrájíme papriku a lilek na dlouhé nudličky, cibuli a cuketu podélně napůl.

Dejte pryč

1. Zelenina v salátové míse nebo vzduchotěsné krabici. Zalijte je olejem a octem. Osolte a jemně promíchejte. Escalivadu podávejte při pokojové teplotě nebo za studena spolu s opečenými plátky chleba a filety z ančoviček.

15. Čokoládové profiteroly - snadný recept

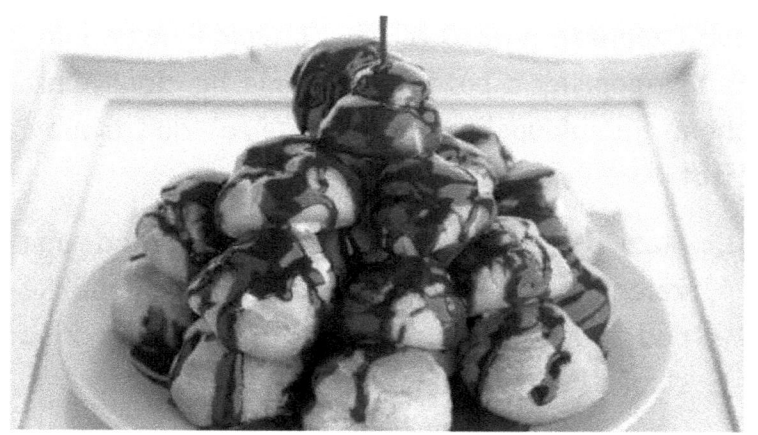

INGREDIENCE

- .na 40 malých kulatých zelí.
- zásuvka 1,5 cm.

na cukrářský krém:.

- pudink
- .è 15 cl šlehačky.

na čokoládovou polevu:.

- 150 g hořké čokolády.mléko

PŘÍPRAVA

1. 15 cl šlehačky jemně vmíchejte metličkou do cukrářského krému, aby krém zesvětlil.
2. Poté pomocí cukrářského sáčku s tryskou o průměru 1,5 cm naplňte 40 tahů a dejte je do lednice.
2. 3. Čokoládu rozpusťte v hrnci na mírném ohni, přidejte mléko, dokud nevznikne dobře spojená omáčka.
3. Zelí urovnáme do pyramidy v misce a zalijeme vlažnou omáčkou.
4. Vaše čokoládové profiterolky jsou připraveny, užijte si to!
5. Objevte naše výběry receptů: slavnostní čokoládové recepty, recepty na čokoládové dorty, recepty na sladkosti ...

16. Tartiflette - Recept z Chalet De Pierres

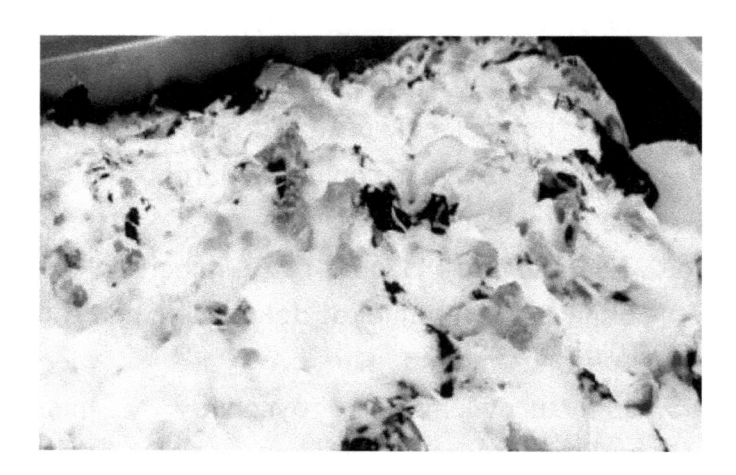

INGREDIENCE

- 1 kg brambor 1 cibule.
- 200 g lardons 1 farmářský reblochon
- 1 polévková lžíce crème fraîche (volitelně).
- 1 polévková lžíce rostlinného oleje (slunečnicový, arašídový)
- 10 g másla

PŘÍPRAVA

1. Brambory se slupkou uvaříme v hrnci s vroucí vodou.
2. Během této doby oloupeme a nakrájíme cibuli, zpěníme ji na rozpáleném oleji, přidáme slaninu a za častého míchání celou osmahneme.
3. Troubu předehřejeme na tl. 8/220 °. Zapékací (nebo litinovou) nádobu vymažeme máslem, vsypeme polovinu brambor a přidáme polovinu směsi cibule a slaniny, zbytek brambor a zbytek cibule a slaniny.
4. Vyrovnejte povrch, přidejte smetanu (volitelně) a položte celý reblochon do středu. Namlete pepř a dejte do trouby, dokud vršek tartiflette pěkně nezhnědne. Ihned podávejte.

17. Klasický recept na brownies

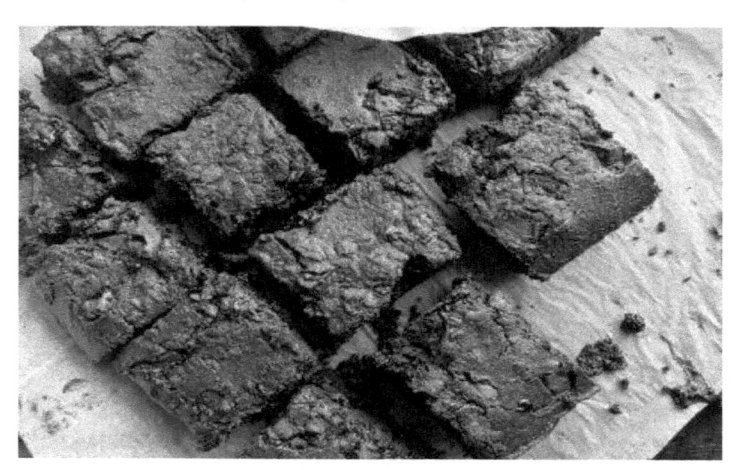

INGREDIENCE

- .125 g másla.
- 150 g cukru.
- 4 vejce.
- 125 g čokolády
- .50 g mouky.
- droždí.
- cukrový led

PŘÍPRAVA

1. Předehřejte termostat trouby 6 - 7 (180 ° - 200 °).
2. V hrnci na velmi mírném ohni rozpustíme máslo.
3. V míse smícháme rozpuštěné máslo s cukrem.
4. Přidejte vejce.
5. V hrnci na velmi mírném ohni rozpusťte čokoládu nakrájenou na čtverečky a poté ji přidejte do směsi.
6. Přidejte mouku smíchanou se solí a práškem do pečiva.
7. Vše dobře promíchejte (50 otáček)
8. Směs dejte do máslem dobře vymazané formy. Ideální je použít čtvercovou keramickou formu přibližně 20 x 25 centimetrů.
9. Vložte do trouby na 30 až 35 minut. Brownie by nemělo být přepečené.
10. Necháme vychladnout, posypeme moučkovým cukrem, aby byl vršek lépe reprezentativní, a nakrájejte na čtvercové kousky (například 2 x 2 cm).

18. Speculoos, Zjednodušený recept

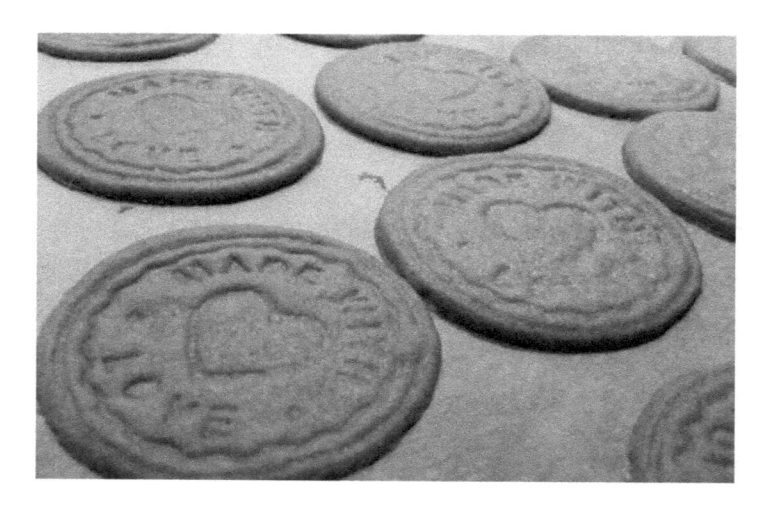

INGREDIENCE

- .250 g másla.
- 350 g mouky, prosáté.
- 200 g hnědého cukru
- ,5g jedlé sody.
- 1 vejce.
- 1 polévková lžíce soli

PŘÍPRAVA

1. Příprava speculoos vyžaduje čekání 12 hodin.
2. V první nádobě smíchejte 40 g mouky, jedlou sodu a sůl.
3. Rozpusťte máslo.
4. Dejte do druhé nádoby, přidejte hnědý cukr, vejce a důkladně promíchejte. Poté za stálého míchání přidejte zbývající mouku. Vše promícháme a necháme 12 hodin odležet v lednici.
5. Po 12 hodinách čekání vymažeme plechy na pečení máslem.
6. Těsto rozválejte, dodržujte minimální tloušťku (maximálně 3 milimetry) a vykrajujte ho pomocí formiček dle vašeho výběru.
7. Vše pečte 20 minut a sledujte vaření.
8. Před konzumací je nejlepší nechat speculoos vychladnout!

19. Míchaná Vejce S Bazalkou A Máslem

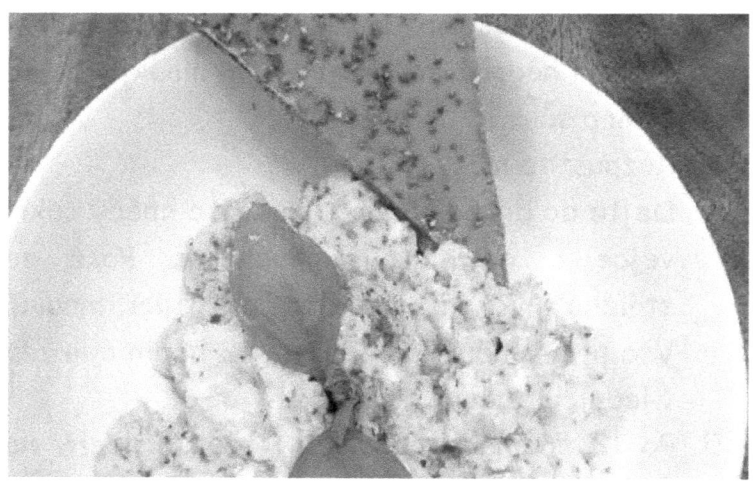

INGREDIENCE

- 2 polévkové lžíce. Máslo
- 2 vejce
- 2 polévkové lžíce. krém (nebo krém) k montáži
- sůl a mletý černý pepř
- 80 ml (38 g) strouhaného sýru čedar
- 2 polévkové lžíce. čerstvou bazalkou

PŘÍPRAVA

1. Na pánvi na mírném ohni rozpustíme máslo.
2. Do malé misky přidejte vejce, smetanu, sýr a koření. Lehce prošlehejte a přidejte do pánve.
3. Míchejte stěrkou od okrajů ke středu, dokud nebudou vejce zamíchaná. Pokud je preferujete měkké a krémové, míchejte při nízké teplotě, dokud nedosáhnou požadované konzistence.
4. Dokončete posypáním bazalkou navrch.

20. Česneková kuřecí prsa

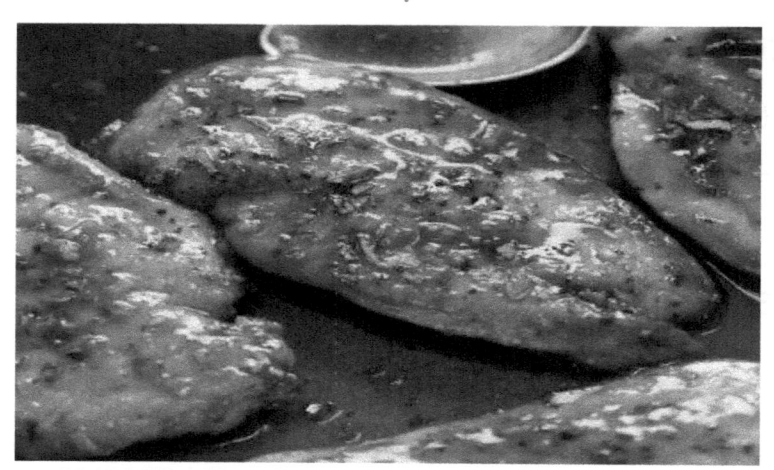

INGREDIENCE

- 2 šálky olivového oleje
- 4 lžíce česneku, nakrájeného na tenké plátky
- 1 šálek chilli papričky guajillo, nakrájené na plátky
- 4 kuřecí prsa
- 1 špetka soli
- 1 špetka pepře
- 1/4 šálku petrželky, jemně nasekané, na ozdobu

PŘÍPRAVA

1. Na česnek smíchejte v misce olej s česnekem, guajillo chilli, kuřecím masem a marinádou po dobu 30 minut. Rezervace.
2. Rozpalte pánev na střední teplotu, přidejte kuře s marinádou a vařte asi 15 minut na středním plameni, nebo dokud česnek nezezlátne a kuře není upečené. Dochuťte solí a pepřem. Podávejte a ozdobte nasekanou petrželkou.

21. Vepřové Chicharrón A La Mexicana

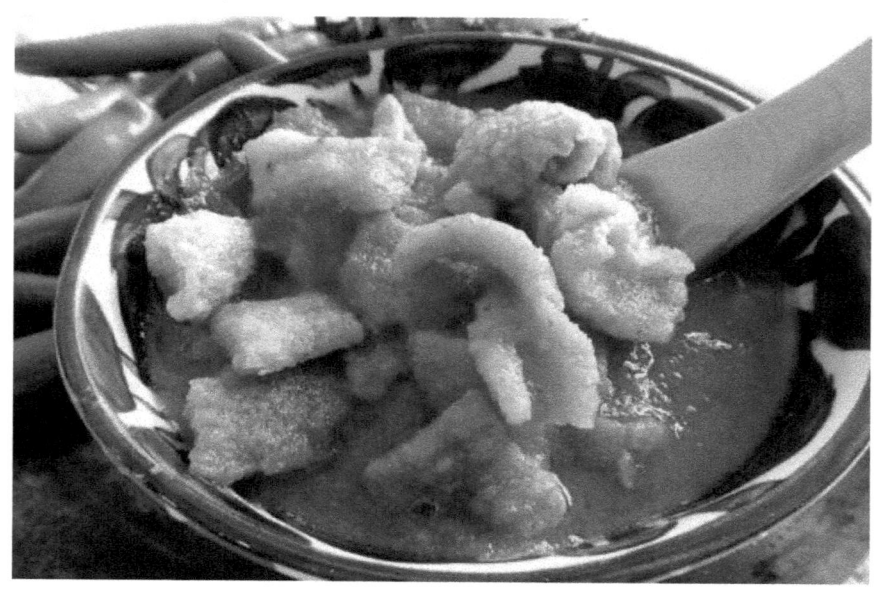

INGREDIENCE

- 1 polévková lžíce oleje
- 1/4 cibule, filetovaná
- 3 serrano papriky, nakrájené na plátky
- 6 rajčat, nakrájených na kostičky
- 1/2 hrnku kuřecího vývaru
- 3 šálky vepřové kůže
- dost soli
- dost pepře
- dostatek čerstvého koriandru v listech na ozdobu
- dostatek fazolí z hrnce jako doprovod

- dostatek kukuřičných tortil, jako doprovod

PŘÍPRAVA

1. V hlubší pánvi orestujte na troše oleje cibuli a chilli, dokud nebudou lesklé. Přidejte rajče a vařte 5 minut, přidejte kuřecí vývar a nechte provařit. Přidejte vepřovou kůru, ochuťte solí a pepřem, zakryjte lístky koriandru a vařte 10 minut.
2. Podávejte a ozdobte lístky koriandru.
3. Doplňte fazolemi a kukuřičnými tortillami.

22. Kuře plněné Nopales

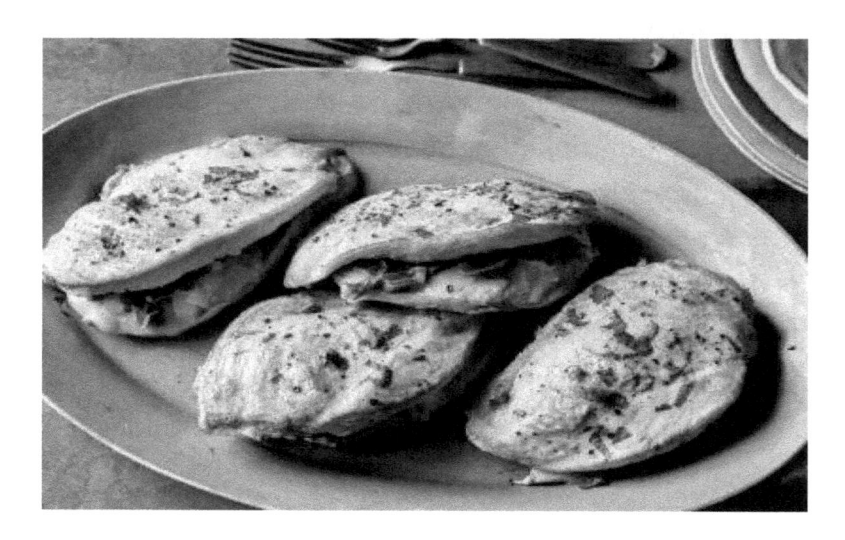

INGREDIENCE

- 1 polévková lžíce oleje
- 1/2 šálku bílé cibule, filetované
- 1 šálek nopálu, nakrájený na proužky a uvařený
- dost soli
- dost oregana
- dost pepře
- 4 kuřecí prsa, zploštělá
- 1 šálek sýra Oaxaca, nastrouhaný
- 1 lžíce oleje, na omáčku
- 3 stroužky česneku, nakrájené, na omáčku
- 1 bílá cibule nakrájená na osminky na omáčku

- 6 rajčat, nakrájených na čtvrtky, na omáčku582
- 1/4 šálku čerstvého koriandru, čerstvého, na omáčku
- 4 guajillo chilli na omáčku
- 1 lžíce nového koření na omáčku
- 1 šálek kuřecího vývaru, na omáčku
- 1 špetka soli, na omáčku

PŘÍPRAVA

1. Na náplň rozehřejte pánev na středním plameni s olejem, cibuli s nopály opékejte, dokud nepřestanou pouštět sliny, dochuťte solí, pepřem a oreganem. Rezervace.
2. Na prkénko položte kuřecí prsa plněná nopály a sýrem Oaxaca, srolujte, dochuťte solí, pepřem a trochou oregana. V případě potřeby zajistěte párátkem.
3. Rozpalte gril na vysokou teplotu a pečte kuřecí rolky, dokud nejsou propečené. Rohlíky nakrájejte a nechte horké.
4. Na omáčku rozehřejte pánev na středním plameni s olejem, opečte česnek s cibulí dozlatova, přidejte rajče, koriandr, guajillo chilli, nové koření, semínka koriandru. Vařte 10 minut, zalijte kuřecím vývarem, dochuťte

solí a pokračujte ve vaření dalších 10 minut. Mírně zchlaďte.
5. Omáčku míchejte, dokud nezískáte homogenní směs. Naservírujte na talíř jako zrcadlo, navrch položte kuře a pochutnávejte si.

23. Mini Sekaná Se Slaninou

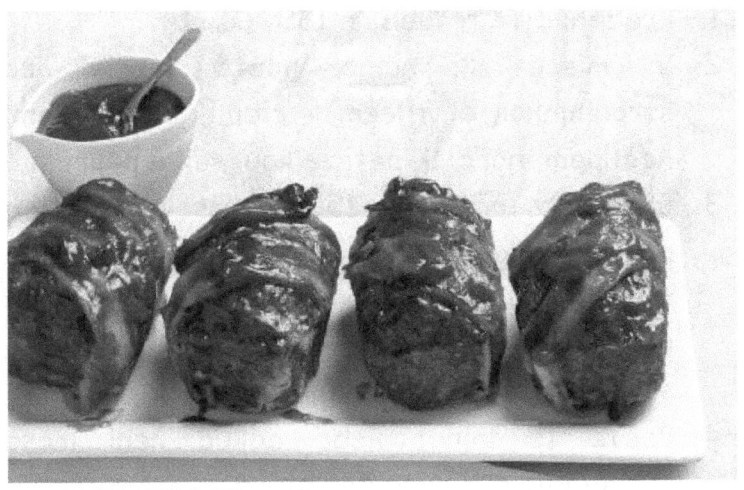

INGREDIENCE

- 1 kilo mletého hovězího masa
- 1/2 šálku mletého chleba
- 1 vejce
- 1 šálek cibule, jemně nakrájené
- 2 lžíce česneku, jemně nasekaného
- 4 lžíce kečupu
- 1 lžíce hořčice
- 2 lžičky petrželky, jemně nasekané
- dost soli
- dost pepře
- 12 plátků slaniny
- dostatek kečupové omáčky, na lak
- dost petrželky, na ozdobu

PŘÍPRAVA

1. Předehřejte troubu na 180 °C.
2. V misce smícháme mleté hovězí se strouhankou, vejcem, cibulí, česnekem, kečupem, hořčicí, petrželkou, solí a pepřem.
3. Odeberte přibližně 150 g masové směsi a pomocí rukou ji vytvarujte do kruhového tvaru. Obalte slaninou a položte na vymazaný plech nebo voskovaný papír. Vršek košíčků a slaniny potřeme kečupem.
4. Pečte 15 minut nebo dokud není maso propečené a slanina dozlatova.
5. Podáváme s petrželkou, doplněné salátem a těstovinami.

24. Kuřecí Drátek Se Sýrem

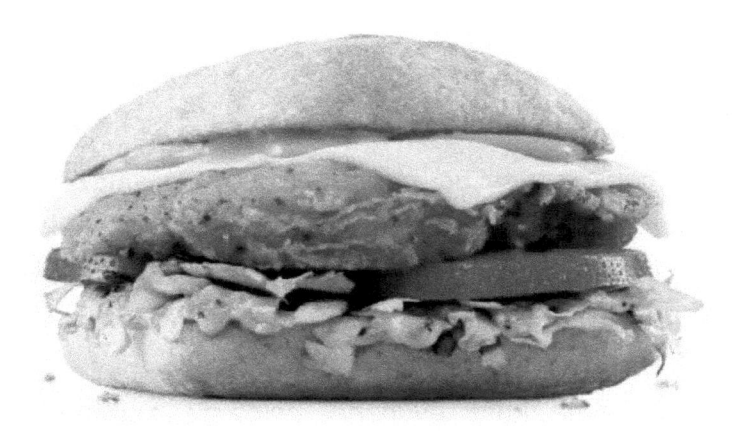

INGREDIENCE

- 1/2 šálku choriza, rozdrobené
- 1/2 šálku slaniny, nakrájené
- 2 lžíce česneku, jemně nasekaného
- 1 červená cibule, nakrájená na kostičky
- 2 kuřecí prsa, bez kůže, kostí, nakrájená na kostičky
- 1 šálek žampionů, filetovaných
- 1 žlutá paprika, nakrájená na kousky
- 1 červená paprika, nakrájená na kousky
- 1 paprika, pomeranč nakrájený na kousky
- 1 dýně, nakrájená na půlměsíce
- 1 špetka soli a pepře
- 1 šálek nastrouhaného sýra Manchego
- ochutnat kukuřičné tortilly, doprovázet

- podle chuti omáčky, doprovázet
- dochutit citronem, doprovázet

PŘÍPRAVA

1. Rozpalte pánev na střední teplotu a smažte chorizo a slaninu do zlatova. Přidejte česnek a cibuli a vařte, dokud nebudou průhledné. Přidejte kuře, ochuťte solí a pepřem a vařte do zlatova.
2. Jakmile je kuře uvařené, přidejte zeleninu jednu po druhé a několik minut vařte, než přidáte další. Nakonec přidejte sýr a ještě 5 minut povařte, aby se rozpustil, dochucení upravte.
3. Drát podávejte velmi horký spolu s kukuřičnými tortillami, salsou a citronem.

25. Keto Taquitos De Arrachera

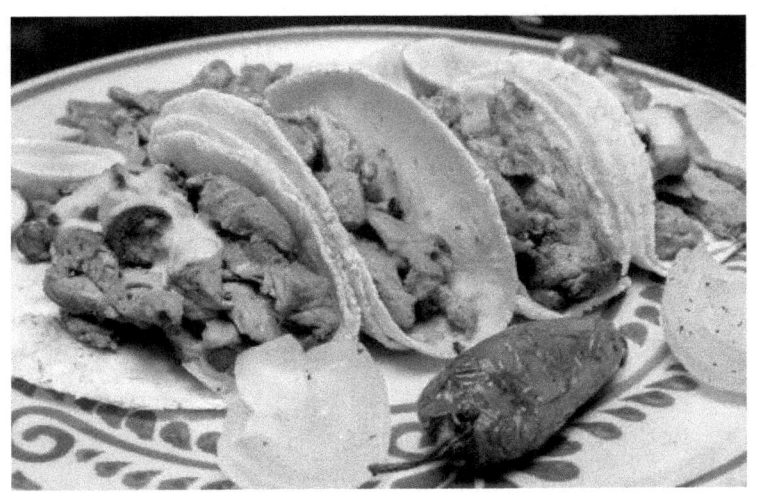

INGREDIENCE

- 3/4 hrnku mandlové mouky, 40 g, prosáté, na tortillu
- 1 šálek vaječného bílku San Juan®, 375 ml
- 1 lžička prášku do pečiva, 3 g, prosátá na omeletu
- podle chuti soli, na omeletu
- podle chuti pepř, na omeletu
- dostatek spreje na vaření na omeletu
- 1/4 cibule na omáčku
- 1 stroužek česneku, na omáčku
- 1/2 šálku okurky, bez slupky nebo semínek, v kostkách, na omáčku

- 2 avokáda, jen dužina, na omáčku
- 2 kusy pepře serrano, bez ocasu, na omáčku
- 3/4 šálku koriandru, listy, na omáčku
- 3 lžíce máty, listy, na omáčku
- 3 lžíce citronové šťávy na omáčku
- 3 lžíce vody na omáčku
- podle chuti soli, do omáčky
- podle chuti pepř, do omáčky
- 2 lžíce olivového oleje, na maso
- 1/2 šálku cibule, na nudličky, na maso
- 500 gramů flank steaku ve středních proužcích
- podle chuti soli, k masu
- podle chuti pepř, k masu
- dostatek červené cibule, nakládané, jako doprovod
- podle chuti pepř serrano, nakrájený na plátky, jako doprovod
- dostatek listů koriandru, jako doprovod

PŘÍPRAVA

1. Pomocí balónku smíchejte v misce mandlovou mouku s vaječným bílkem San Juan® a práškem do pečiva, dokud se nespojí, všimnete si, že bílky lehce změknou,

dochutíte solí a pepřem a dokončíte integraci.
2. Do teflonové pánve dejte trochu spreje na vaření (nejlépe ve velikosti, jakou chcete tortilly vyrobit), přidejte trochu směsi a vařte na mírném ohni, když na povrchu začnou mít malé bublinky, tortillu otočte stěrkou a pár vařte více minut. Opakujte, dokud není směs hotová. Rezervovat horké do použití.
3. Na omáčku smíchejte cibuli s česnekem, okurkou, avokádem, pepřem serrano, koriandrem, mátou, citronovou šťávou, vodou, solí a pepřem, dokud se nespojí. Rezervujte do použití.
4. Na rozpálenou pánev nalijte olivový olej, orestujte cibuli, dokud není průhledná a flank steak opékejte 8 minut na středně mírném ohni, dochuťte solí a pepřem.
5. Připravte si tacos! Na tortillu potřeme omáčkou, flank steak položíme na nudličky, doplníme nakládanou cibulkou, plátky serrano a koriandrem.

26. Keto Mexická Ryba Tapeta

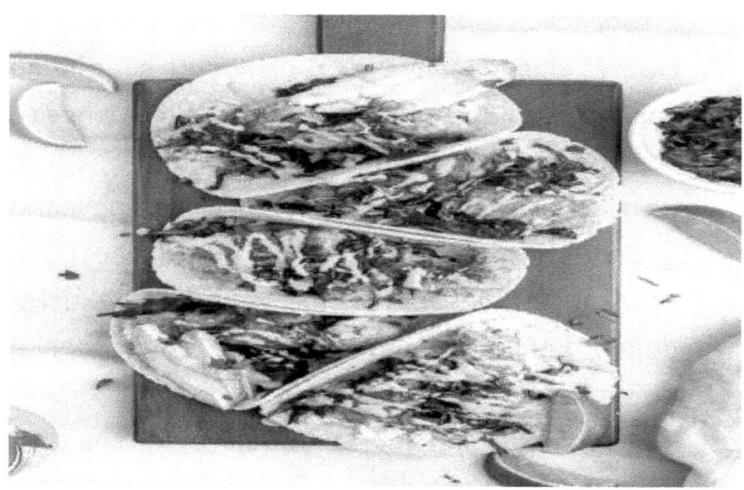

INGREDIENCE

- 4 filety z červeného chňapalu, každý 280 g
- podle chuti česnekového prášku
- na chuť soli
- podle chuti pepře
- 2 papriky, nakrájené na proužky
- 2 cuaresmeño chile, jemně nasekané
- dostatek epazota v listech
- dostatek banánového listu, praženého
- 2 kousky avokáda na guacamole
- 3 lžíce citronové šťávy na guacamole
- 1/4 šálku cibule, jemně nakrájené, na guacamole
- 2 lžíce koriandru, jemně nasekaného, na guacamole
- 2 lžičky oleje

PŘÍPRAVA

1. Filety červeného chňapalu ochutíme česnekovým práškem, solí a pepřem.
2. Na banánové listy položte filety z červeného chňapalu, přidejte pepř, cuaresmeño pepř a listy epazotu.
3. Rybu zakryjte banánovými listy a zabalte, jako by to bylo tamale, vložte do pařáku a vařte 15 minut na mírném ohni.
4. V misce pomocí vidličky rozmačkáme guacamole avokádo na kaši, přidáme citronovou šťávu, cibuli, dochutíme solí, pepřem, přidáme koriandr a promícháme.
5. Podávejte na talíři, doplněné guacamole. Užijte si to.

27. Nízkosacharidové kuřecí tacos

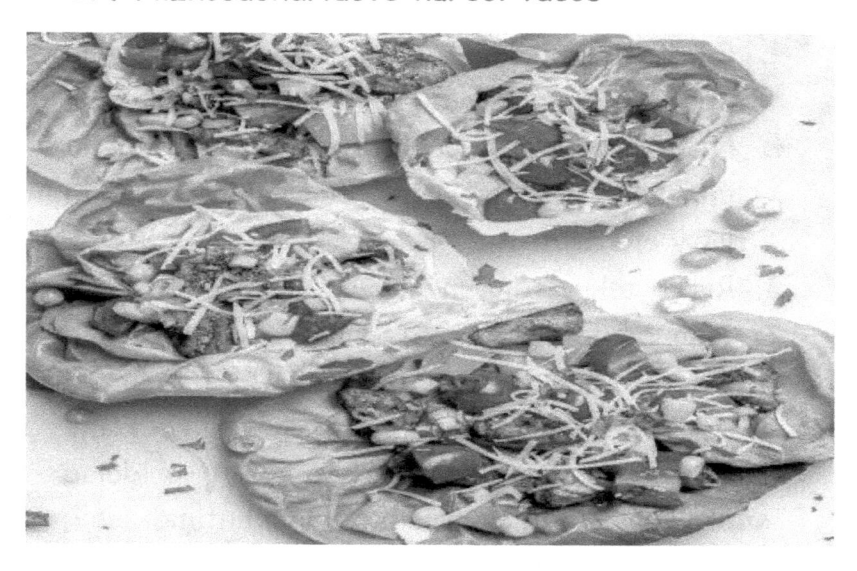

INGREDIENCE

- 1/2 šálku dýně, italské, nakrájené na plátky
- 1 šálek mandlové mouky
- 2 lžíce kukuřičného škrobu
- 4 vejce
- 1 1/2 šálku mléka
- na chuť soli
- dostatek oleje ve spreji Nutrioli® pro tortilly
- dostatek oleje ve spreji Nutrioli® pro restování fajitas
- 1 šálek cibule, nakrájené na kostičky

- 2 šálky kuřecího masa, nakrájeného na kostky
- 1/2 šálku zelené papriky, nakrájené na kostičky
- 1/2 šálku červené papriky, nakrájené na kostičky
- 1/2 šálku žluté papriky, nakrájené na kostičky
- 1 šálek nastrouhaného sýra Manchego
- dostatek koriandru, na ozdobu
- dostatek citronu jako doprovod
- dostatek zelené omáčky jako doprovod

PŘÍPRAVA

1. Smíchejte dýni, mandlovou mouku, kukuřičný škrob, vejce, mléko a sůl.
2. Na nepřilnavou pánev přidejte olej ve spreji Nutrioli® a pomocí lžíce tvarujte tortilly. Vařte 3 minuty z každé strany. Rezervace.
3. Na pánvi na středním plameni přidejte olej ve spreji Nutrioli®, cibuli, kuře, sůl a pepř. a vaříme 10 minut.
4. Přidejte papriky a vařte 5 minut; přidejte sýr a vařte, dokud se nerozpustí.
5. Vytvořte tacos, ozdobte koriandrem a podávejte s citronem a zelenou omáčkou.

28. Quinoa Yakimeshi

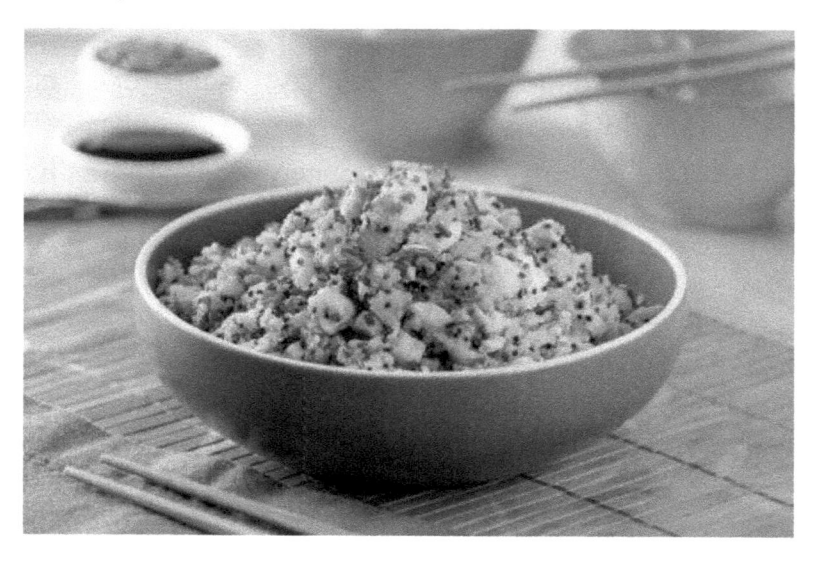

INGREDIENCE

- 1 šálek Goya organické tříbarevné quinoy
- 1 1/2 šálku vody
- na chuť soli
- 1 lžíce olivového oleje
- 1 lžíce pažitky
- 1 polévková lžíce cibule
- 1/2 šálku mrkve
- 1/2 šálku dýně
- 1 1/2 šálku kuřete
- 1 vejce
- 1/4 šálku sójové omáčky
- dostatek pažitky, na ozdobu

PŘÍPRAVA

1. Do malého hrnce přidejte organickou quinou Goya tricolor, vodu a sůl. Přikryjte a vařte na mírném ohni 20 minut. Rezervace.
2. V hluboké pánvi přidejte olivový olej, přidejte cibuli, pažitku, mrkev a dýni. Přidejte kuře a vařte 10 minut.
3. Uprostřed pánve udělejte kruh a nalijte do něj vejce, míchejte, dokud se neuvaří a nespojí.
4. Přidejte Goya tricolor bio Quinoa, sójovou omáčku a promíchejte.
5. Ozdobte pažitkou a podávejte horké.

29. Okurkové rolky plněné tuňákovým salátem

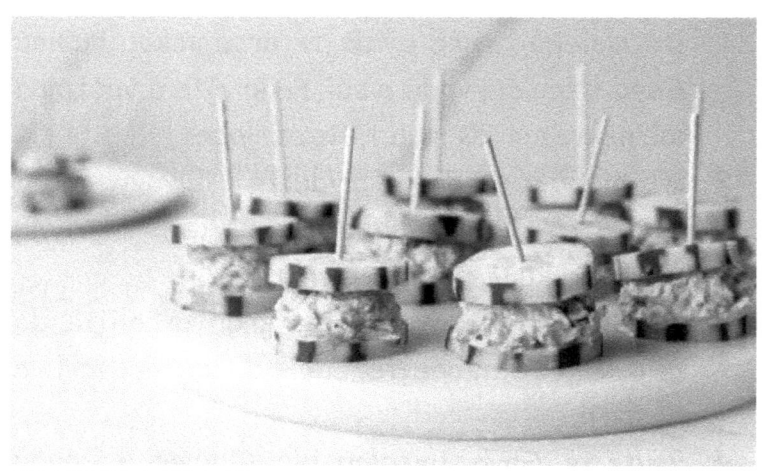

INGREDIENCE

- 1 okurka
- 1 šálek konzervovaného tuňáka, okapaný
- 1 avokádo, nakrájené na kostičky
- 1/4 šálku majonézy
- 1 polévková lžíce citronové šťávy
- 1/4 šálku celeru
- 2 lžíce mletého chipotle chile
- 1 paprika cuaresmeňo, jemně nasekaná
- dost soli
- dost pepře

PŘÍPRAVA

1. Pomocí škrabky nakrájejte okurku a odstraňte tenké plátky.
2. Smíchejte tuňáka s avokádem, majonézou, citronovou šťávou, celerem, mletým chipotle, cuaresmeño pepřem a dochuťte solí a pepřem.
3. Umístěte trochu tuňáka na jednu z okurkových lišt, srolujte a opakujte se všemi ostatními. Podávejte a ozdobte cuaresmeño pepřem.

30. Ceviche plněné avokádo s Habanero

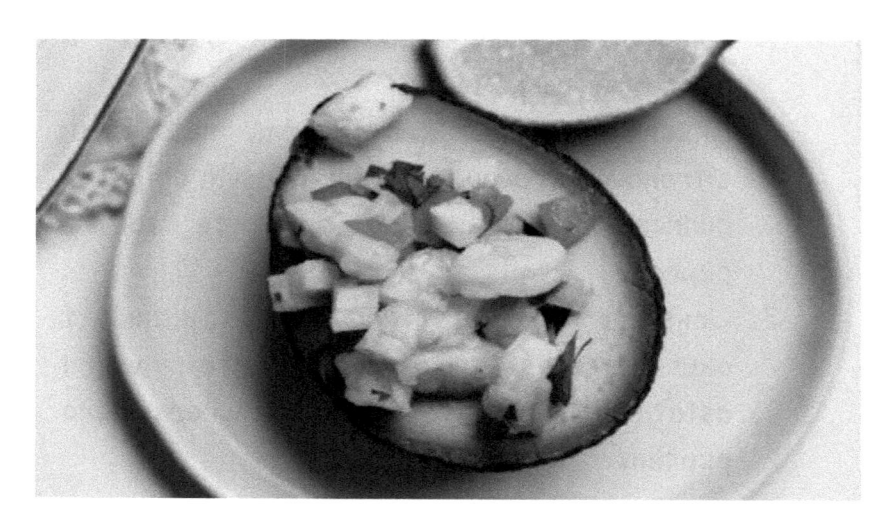

INGREDIENCE

- 400 gramů bílé ryby, nakrájené na kostky
- 1/2 šálku citronové šťávy
- 1/4 šálku pomerančové šťávy
- 1/2 lžíce olivového oleje
- 1 okurka, se slupkou, nakrájená na kostičky
- 2 tomatillos, nakrájené na kostičky
- 1 rajče, nakrájené na kostičky
- 2 papričky habanero nakrájené nadrobno
- 1/4 červené cibule, jemně nakrájené
- 1/2 šálku ananasu, nakrájeného na kostičky
- 1/4 šálku čerstvého koriandru, jemně nasekaného

- 1 lžíce jablečného octa
- 1/2 lžičky soli
- 1 lžička bílého pepře, mletého
- 2 Avokáda z Mexika
- 1 ředkev nakrájená na tenké plátky na ozdobu

PŘÍPRAVA

1. V misce marinujte rybu s citronovou šťávou, pomerančovou šťávou a olivovým olejem a dejte na asi 20 minut do lednice.
2. Rybu vyjmeme z lednice a smícháme s okurkou, tomatillo, rajčaty, habanero paprikou, červenou cibulí, ananasem, koriandrem, jablečným octem a dochutíme solí a bílým pepřem.
3. Avokádo rozpůlíme, zbavíme semínek a slupky, každou polovinu naplníme ceviche a ozdobíme ředkvičkami.

31. Keto čokoládový dort

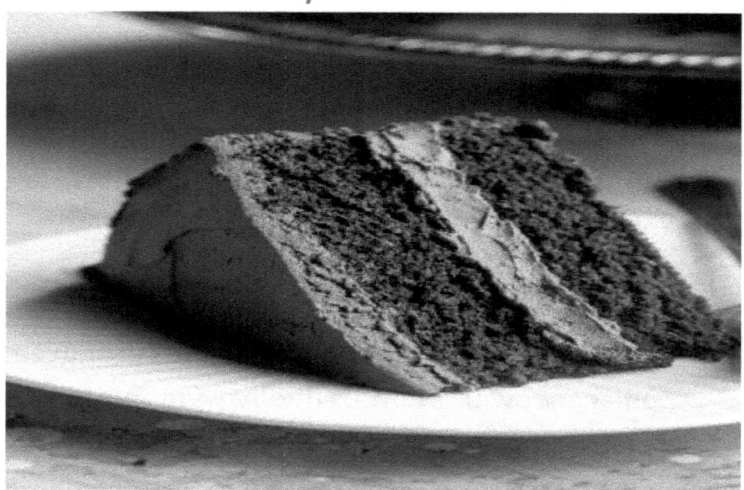

INGREDIENCE

- 10 vajec
- 1 1/4 šálku mnichového ovoce
- 1 hrnek kokosové mouky
- 1 šálek kakaa
- 1/2 hrnku kokosového mléka
- 1 polévková lžíce jedlé sody
- 1 polévková lžíce prášku do pečiva
- 1 šálek hořké čokolády, rozpuštěné
- 1/2 šálku kokosového oleje, rozpuštěného
- dostatek kokosového oleje, namazat
- dost kakaa, do formy
- 1/2 hrnku kokosového mléka
- 1 šálek hořké čokolády
- 1 šálek mandlí, filetovaných, na ozdobu
- 1 šálek malin na ozdobu

- dostatek čokolády v hoblinách na ozdobení

PŘÍPRAVA

1. Předehřejte troubu na 170 °C.
2. V míse mixéru rozšlehejte vejce s mnichem, dokud nezdvojnásobí svůj objem, postupně přidejte kokosovou mouku, kakao, kokosové mléko, jedlou sodu, prášek do pečiva, hořkou čokoládu a olej. kokos. Šlehejte, dokud se nezapracuje a vznikne homogenní směs.
3. Dortovou formu vymažeme kokosovým olejem a vysypeme kakaem.
4. Nalijte dortovou směs a pečte 35 minut, nebo dokud vložené párátko nevyjde čisté. Nechte vychladnout a rozbalte.
5. Zahřejte kokosové mléko v hrnci na střední teplotu na bitumen, přidejte hořkou čokoládu a míchejte, dokud se úplně nerozpustí. Vychladit a zarezervovat.
6. Polevu šlehejte, dokud nezdvojnásobí svůj objem.
7. Dort pokryjeme bitumenem, ozdobíme opraženými mandlemi, malinami a čokoládovými hoblinkami.
8. Nakrájejte plátek a užívejte si.

32. Marielle Henaineová

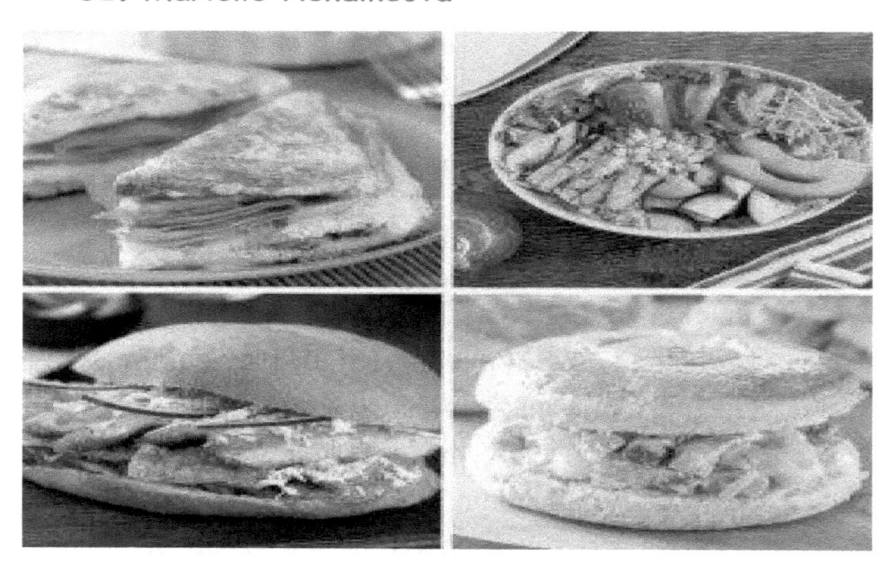

INGREDIENCE

- dostatek vody
- dost soli
- 2 šálky květáku, nakrájeného na malé kousky
- 1 šálek smetanového sýra
- 1/3 šálku másla
- 1 lžíce oregana
- dost soli
- dostatek bílého pepře
- dost pažitky

PŘÍPRAVA

1. Do hrnce s vroucí vodou přidejte sůl a květák, vařte do hladka. Sceďte a vychlaďte.
2. Do procesoru vložte květák, smetanový sýr, máslo, sůl a pepř. Zpracovávejte, dokud nezískáte velmi hladké pyré.
3. Protlak uvařte na pánvi na středním plameni do zhoustnutí, dochuťte a podávejte s nasekanou pažitkou.

33. Chayotes plněné Salpicónem

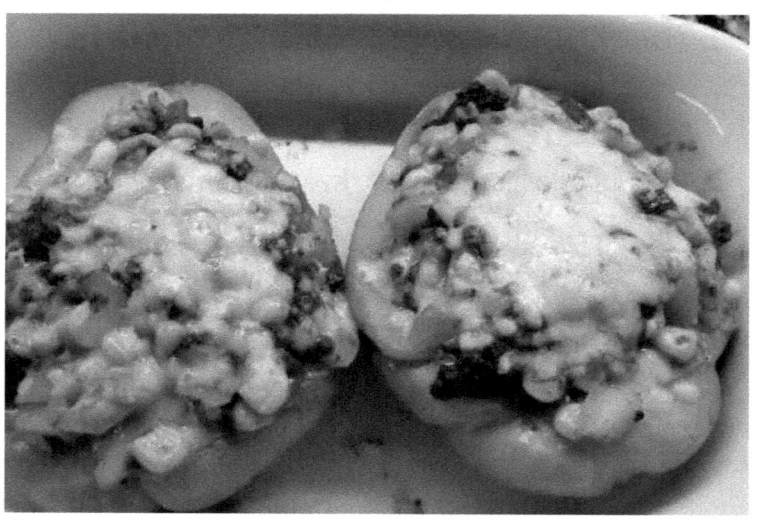

INGREDIENCE

- dostatek vody
- 1 špetka soli
- 2 chayotes, oloupané a rozpůlené
- 1 1/2 šálku hovězí hrudi, vařené a nakrájené
- 1/4 šálku červené cibule, jemně nakrájené
- 2 zelená rajčata, nakrájená na kostičky
- 2 nakládané serrano papriky, nakrájené na plátky
- 1 šálek hlávkového salátu, jemně nakrájeného
- 1 lžíce oregana, sušené
- 1/4 šálku citronové šťávy
- 2 lžíce olivového oleje

- 1 polévková lžíce bílého octa
- špetky soli
- dost pepře
- 1/2 avokáda, nakrájené na plátky

PŘÍPRAVA

1. V hrnci s vroucí vodou a solí uvařte chayotes do měkka, asi 15 minut. Vyjměte, vypusťte a rezervujte.
2. Na prkénku a pomocí lžíce vydlabeme chayote a náplň nasekáme nadrobno.
3. Na salpicón smíchejte v misce nakrájené maso s fialovou cibulkou, zeleným rajčetem, pepřem serrano, hlávkovým salátem, koriandrem, oreganem, citronovou šťávou, olivovým olejem, octem, chayote náplní soli a pepře.
4. Chayotes naplňte salpicónem a ozdobte avokádem.

34. Kuřecí vývar s květákovou rýží

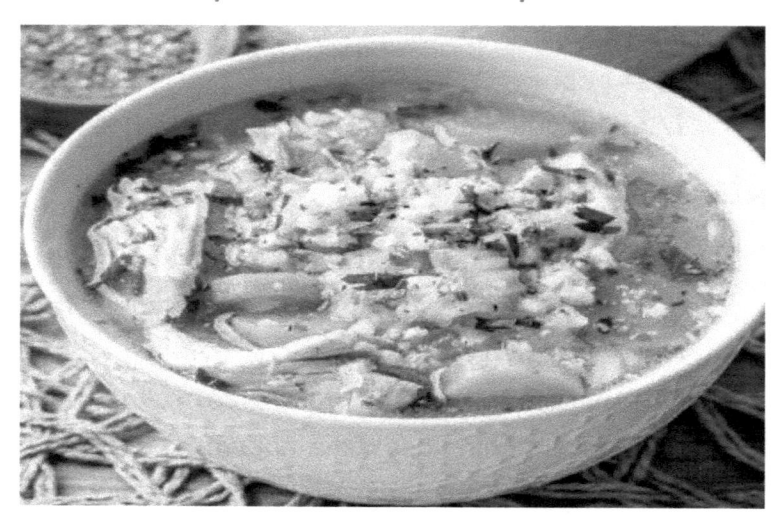

INGREDIENCE

- 2 litry vody
- 1 kuřecí prso, odkostěné a bez kůže
- 1 stroužek česneku
- 2 bobkové listy
- dost soli
- 1 květák, nakrájený na malé kousky
- 2 chayotes, vyloupané a nakrájené na kostičky
- 2 dýně, nakrájené na kostičky
- 2 serrano papriky, nakrájené najemno
- dostatek avokáda, nakrájeného na plátky, k podávání

- dostatek čerstvého koriandru, jemně nasekaného, k podávání
- dost citronu, k podávání

PŘÍPRAVA

1. Na vývar ohřejte vodu v hrnci a vařte kuřecí prsa s česnekem, bobkovým listem a solí. Přikryjte a vařte, dokud nejsou prsa uvařená, asi 40 minut.
2. Kuřecí prsa vyjmeme, ochladíme a nakrájíme. Kuřecí vývar přecedíme, aby se odstranily nečistoty a tuk.
3. Rozmixujte květák v kuchyňském robotu, dokud velmi malé kousky nebudou mít konzistenci „rýže".
4. Vraťte vývar do vaření přikryté, jakmile se vaří, přidejte chayotes a vařte několik minut bez odkrytí hrnce. Přidejte dýně a serrano pepř, vařte do měkka. Jakmile je zelenina uvařená, přidejte květák a kuřecí maso, vařte ještě 5 minut a okořeňte.
5. Kuřecí vývar podávejte s avokádem, koriandrem a pár kapkami citronu.

35. Zelný salát A Kuře

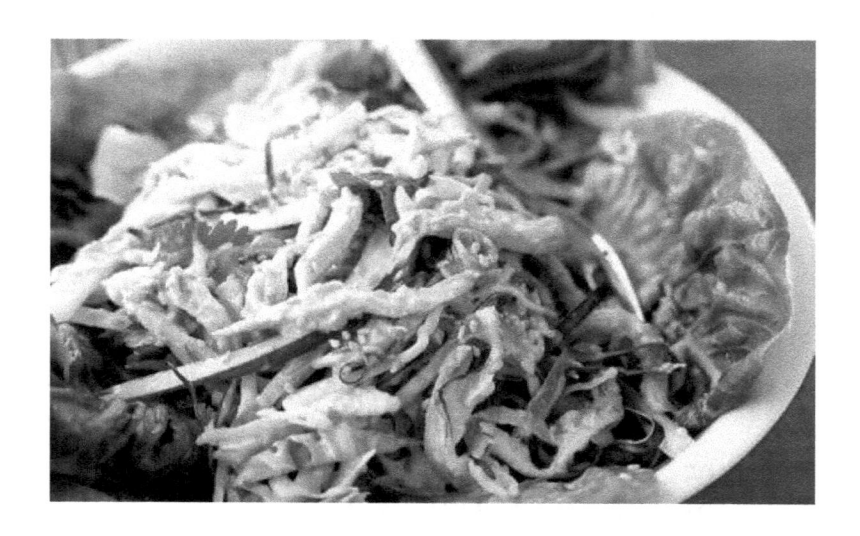

INGREDIENCE
- 1 kuřecí prso, vařené a nakrájené
- 1 šálek bílého zelí, nakrájeného na proužky
- 1 šálek majonézy
- 2 lžíce hořčice
- 1 polévková lžíce bílého octa
- dost soli
- dost pepře

PŘÍPRAVA
1. V míse smícháme kuře se zelím, majonézou, hořčicí, octem, dochutíme solí a pepřem.
2. Podávejte a užívejte si.

36. Pečené kuře s Guajillo

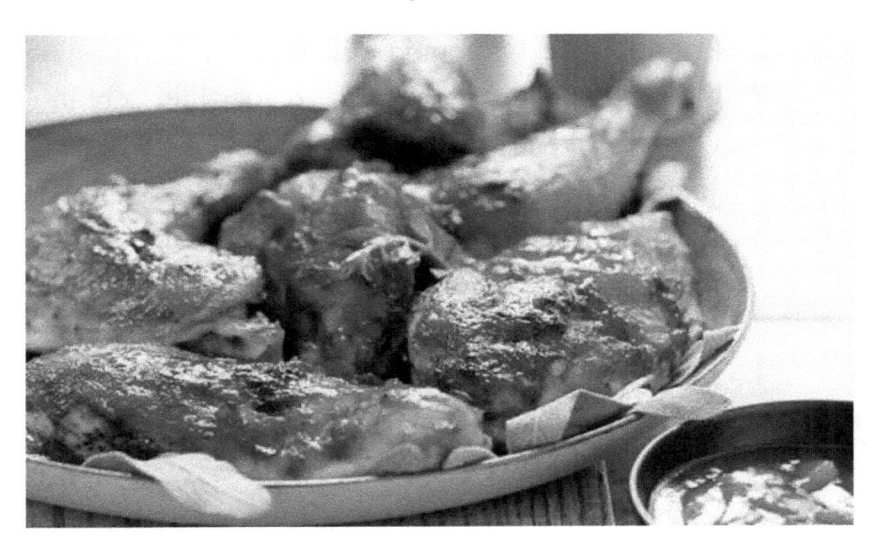

INGREDIENCE

- 2 stroužky česneku
- 7 guajillo chiles, zbavených a nasazených
- 1 šálek másla, pokojové teploty
- 1 lžíce cibulového prášku
- 1 lžíce oregana, sušené
- 1 polévková lžíce soli
- 1/2 lžičky pepře
- 1 kuře očištěné, očištěné a nakrájené na motýla (1,5 kg)

PŘÍPRAVA

1. Předehřejte troubu na 220 °C.
2. Na grilu opečte česnek a guajillo chilli. Odstraňte a míchejte, dokud nezískáte jemný prášek.
3. V misce smíchejte máslo s guajillo chilli práškem a česnekem, cibulovým práškem, oreganem, solí a pepřem.
4. Kuře potřete máslovou směsí ze všech stran, včetně mezi kůží a masem. Položte na plech a pečte 45 minut.
5. Vyjměte kuře z trouby, znovu potřete máslem a snižte teplotu trouby na 180 °C.
6. Pečte znovu dalších 15 minut, nebo dokud nebudou propečené. Vyjměte a podávejte, doplňte zeleným salátem.

37. Poblano Brokolicová rýže

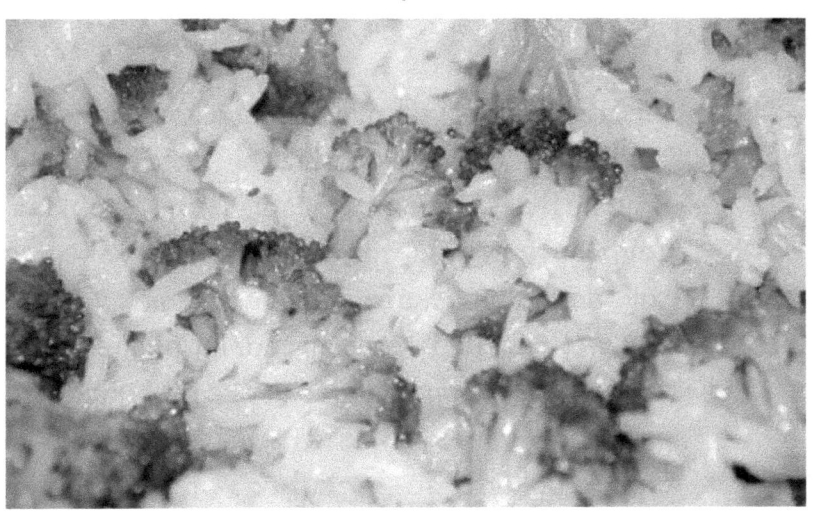

INGREDIENCE

- 1 brokolice (1 1/2 šálku) nakrájená na malé kousky
- 1 stroužek česneku
- 2 papriky poblano, tatemados, zpocené, bez kůže a se semeny
- 1/2 šálku zeleninového vývaru
- 1 lžíce cibulového prášku
- dost soli
- 1 polévková lžíce oleje
- 1 šálek poblano rajas
- dostatek čerstvého koriandru na ozdobu

PŘÍPRAVA

1. Vložte brokolici do procesoru a rozmačkejte, dokud nebude mít konzistenci „rýže".
2. Smíchejte česnek s papričkami poblano, zeleninovým vývarem, cibulovým práškem a solí, dokud nezískáte homogenní směs.
3. V hrnci rozehřejte na středním plameni olej a brokolici pár minut opékejte. Přidejte předchozí směs a plátky, vařte na mírném ohni, dokud se tekutina nespotřebuje. Opravte koření.
4. Rýži podáváme ozdobenou koriandrem.

38. Dýně plněné smetanovým kuřecím salátem

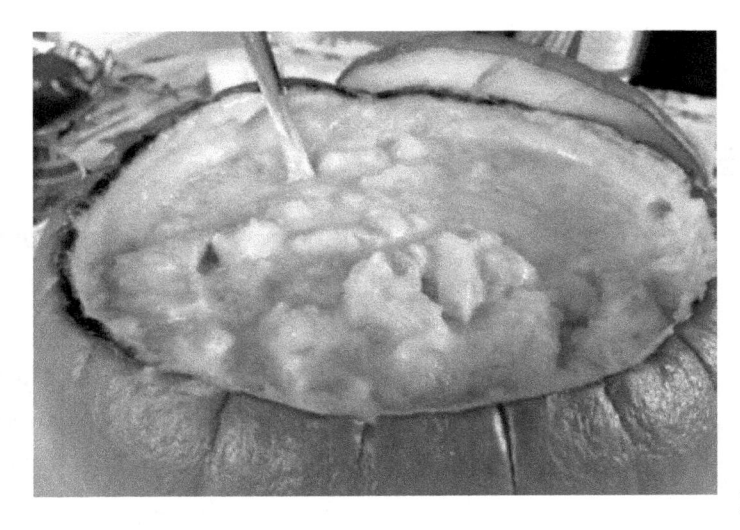

INGREDIENCE

- dostatek vody
- dost soli
- 4 zelené squash, italské
- 2 šálky kuřete, vařené a nakrájené
- 1/3 hrnku majonézy, chilli papričky
- 1 lžíce hořčice, žlutá
- 1/4 šálku čerstvého koriandru, jemně nasekaného
- 1/2 šálku celeru, jemně nakrájeného
- 1/2 šálku slaniny, smažené a nakrájené
- 1 lžíce cibulového prášku
- 1/2 lžičky česnekového prášku
- dost soli

- dost pepře
- dostatek čerstvého koriandru, Listy, na ozdobu

PŘÍPRAVA

1. V hrnci zahřejte osolenou vodu, když se vaří, přidejte dýni a vařte 5 minut. Sceďte a vychlaďte.
2. Na salát smíchejte nakrájené kuře s chilli majonézou (majonézu smíchejte se sušeným chilli práškem a máte hotovo), hořčici, koriandr, celer, osmaženou slaninu, cibulový prášek, česnekový prášek, sůl a pepř.
3. Pomocí nože naříznete špičky dýní, podélně rozpůlíme a pomocí lžíce vydlabeme.
4. Dýni naplňte salátem a ozdobte čerstvým koriandrem. Slouží.

39. Arrachera salát s jemnou bylinkovou vinaigrettou

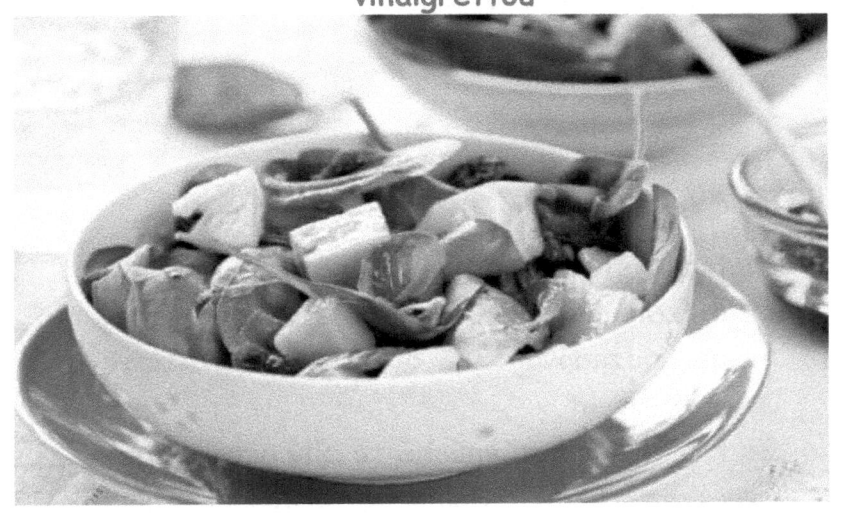

INGREDIENCE

- 400 gramů flank steaku nakrájeného na kostičky
- dost soli
- dost pepře
- 1 lžíce olivového oleje
- 3 lžíce bílého octa na vinaigrette
- 1/2 lžíce dijonské hořčice na vinaigrette
- 1/2 lžíce čerstvého rozmarýnu na vinaigrette
- 1/2 lžíce sušeného tymiánu na vinaigrette
- 1/2 lžíce sušeného oregana na vinaigrette
- 1/2 šálku olivového oleje na vinaigrette
- 2 šálky míchaného salátu na salát

- 1 šálek baby špenátu
- 1 šálek artyčokového srdce, rozpůleného

PŘÍPRAVA

1. Flank steak osolte, opepřete a na pánvi na středním plameni opečte s olivovým olejem do požadovaného dochucení. Odebrat a rezervovat.
2. Na vinaigrette smíchejte bílý ocet s hořčicí, rozmarýnem, tymiánem, oreganem, solí a pepřem. Bez zastavení míchání přidávejte olivový olej ve formě vlákna, dokud emulguje, to znamená, že směs je zcela integrovaná.
3. V misce smíchejte salát se špenátem, artyčokovými srdíčky, flank steakem a vinaigrette. Podávejte a užívejte si.

40. Jak vyrobit kuřecí karbanátky v chilli omáčce Morita

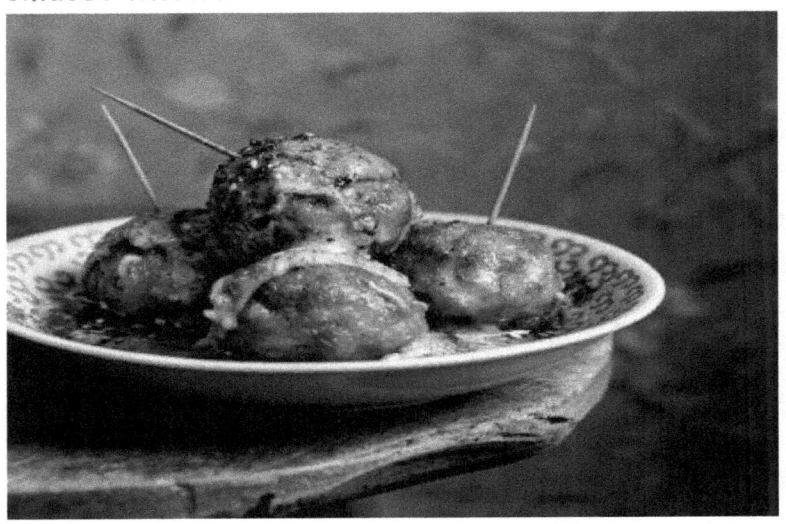

INGREDIENCE

- 500 gramů mletého kuřecího masa
- 1 lžíce česnekového prášku
- 1 lžíce cibulového prášku
- 1 lžíce petrželky, jemně nasekané
- 1 lžíce čerstvého koriandru, jemně nasekaného
- dost soli
- dost pepře
- lžíce olivového oleje
- 2 šálky zelených rajčat, nakrájených na čtvrtiny

- 2 stroužky česneku
- 2 morita papričky, vydlabané a zbavené semínek
- 1 šálek kuřecího vývaru
- 1 větev čerstvého koriandru
- 1/4 lžíce mletého kmínu, celého
- 1 lžíce olivového oleje
- dostatek čínské petrželky, jako doprovod

PŘÍPRAVA

1. Mleté kuřecí maso smícháme s česnekovým práškem, cibulovým práškem, petrželkou, koriandrem, dochutíme solí a pepřem.
2. Pomocí rukou vytvarujte karbanátky a rezervujte.
3. V hrnci rozehřejte olej na středním plameni a 5 minut opékejte rajčata, česnek a chilli. Zalijte kuřecím vývarem, koriandrem a kmínem, vařte 5 minut. Mírně zchlaďte.
4. Míchejte předchozí přípravu, dokud nezískáte hladkou omáčku.
5. Znovu opečte omáčku na troše oleje, vařte 10 minut na středním plameni, přidejte karbanátky a přikryjte a vařte, dokud nejsou karbanátky uvařené.
6. Masové kuličky podávejte a ozdobte petrželkou.

41. Kůrka plněná Masem S Nopales

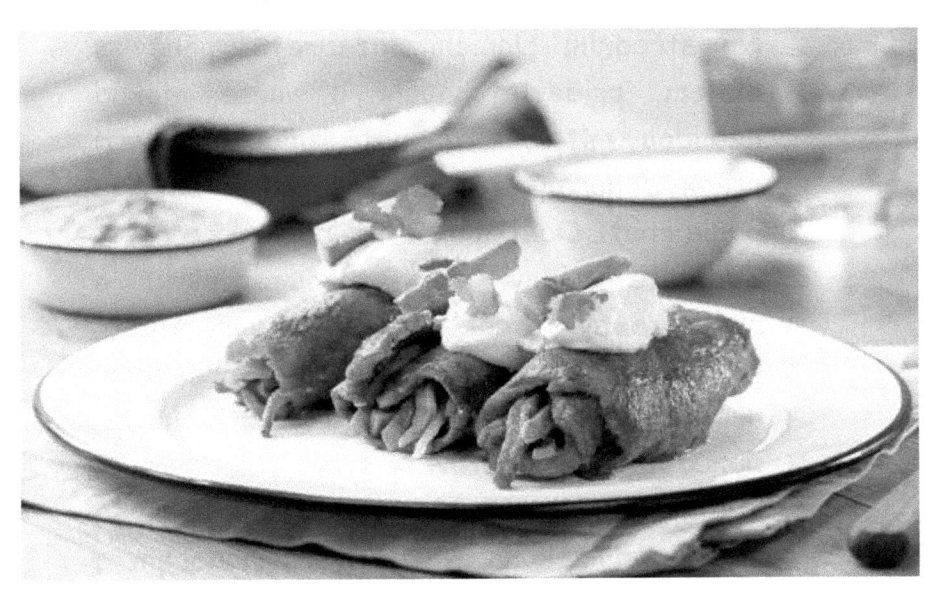

INGREDIENCE

- 1 polévková lžíce oleje
- 1 šálek nopálu, nakrájeného na kostičky
- 500 gramů hovězího steaku, mletého
- 1 šálek nastrouhaného sýra Manchego
- 1 šálek sýra gouda, nastrouhaný
- 1/2 šálku parmazánu, strouhaného
- dostatek zelené omáčky k podávání
- 1/2 avokáda, k podávání, nakrájené na plátky
- dostatek čerstvého koriandru, čerstvého, k podávání
- dost citronu, k podávání

PŘÍPRAVA

1. Na středním plameni rozehřejte pánev s olejem, přidejte nopály a vařte, dokud nebudou mít babitu, poté opečte hovězí steak s nopály a dochuťte solí a pepřem podle chuti. Odstraňte z tepla.
2. Zahřejte pánev na vysokou teplotu a opékejte sýry, dokud se nevytvoří kůrka, vyjměte z pánve a složte do tvaru taco, nechte vychladnout, aby ztuhnul. Opakujte, dokud nebudete hotovi se sýry.
3. Masem naplňte sýrové krusty a podávejte se zelenou omáčkou, avokádem, koriandrem a citronem.

42. Dýňové špagety s avokádovým krémem

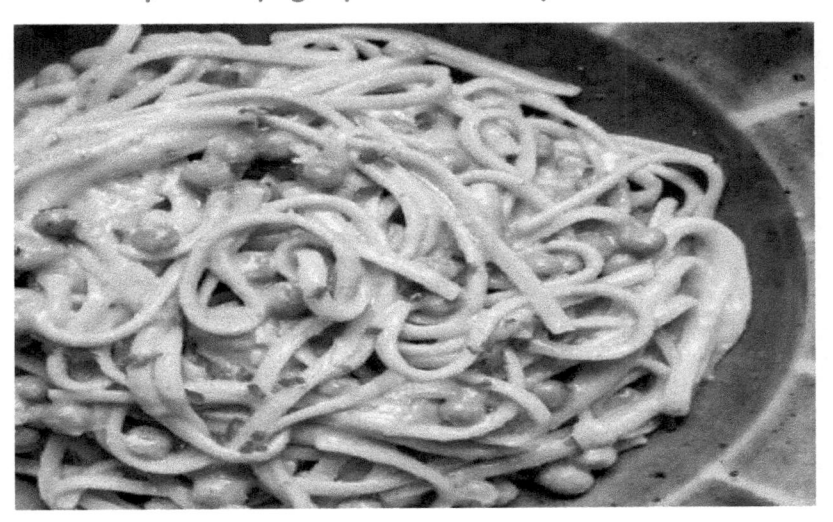

INGREDIENCE

- 2 avokáda
- 1/4 šálku koriandru, vařené
- 1 polévková lžíce citronové šťávy
- 1 špetka soli
- 1 špetka pepře
- 1/2 lžičky cibulového prášku
- 1 stroužek česneku
- 1 lžíce olivového oleje
- 4 šálky dýně v nudlích
- 1 polévková lžíce soli
- 1 polévková lžíce pepře
- 1/4 šálku parmazánu

PŘÍPRAVA

1. Na omáčku zpracujte avokádo s koriandrem, citronovou šťávou, solí, pepřem, cibulovým práškem a česnekem, dokud nezískáte hladké pyré.
2. Na středním plameni rozehřejte pánev s olejem, uvařte dýňové nudle, ochuťte solí a pepřem, přidejte avokádovou omáčku, promíchejte a 3 minuty povařte, podávejte s trochou parmazánu a vychutnávejte.

43. Květáková omeleta se špenátem a Serrano Chile

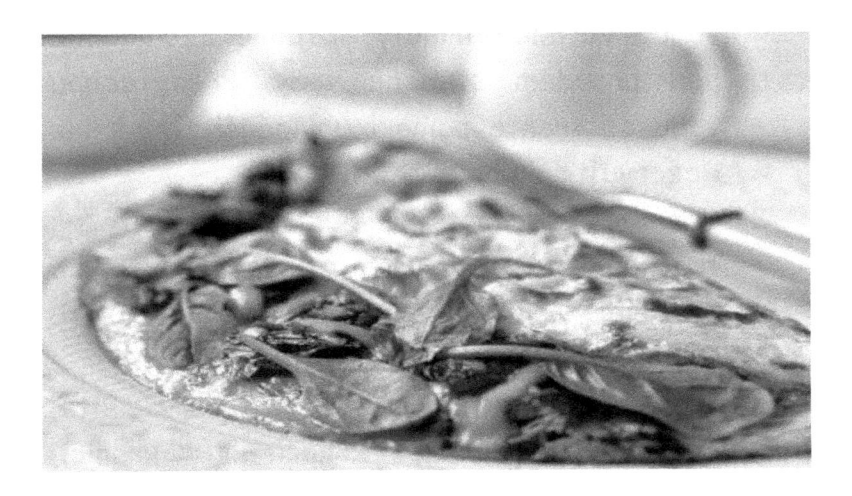

INGREDIENCE

- 1/2 šálku vody
- 2 šálky listového špenátu
- 3 serrano papriky
- 1 šálek kukuřičné mouky
- 4 šálky květáku Eva® Bits, 454 g
- 1 lžíce česnekového prášku
- na chuť soli
- podle chuti pepře
- dostatek kuřecího tinga, jako doprovod

PŘÍPRAVA

1. Nasypte květák Eva Bits do hrnce s horkou vodou. Vaříme 4 minuty, scedíme a zchladíme pod proudem studené vody. Přebytečnou vodu odstraňte pomocí bavlněného hadříku. Rezervujte do použití.
2. Špenát, serrano papričku rozmixujte s trochou studené vody, dokud nevznikne pastovitá směs. Rezervujte do použití. Sceďte a dužinu si rezervujte.
3. Do mísy dejte kousky květáku Eva Bits, česnekový prášek, kukuřičnou krupici, špenátovou dužinu, sůl a pepř a míchejte, dokud se nespojí. Pomocí rukou tvarujte kuličky a rezervujte.
4. Do lisu na tortillu vložte plast a stiskněte kuličku, abyste vytvořili tortillu.
5. Na mírném ohni tortillu opečte z obou stran do světle zlatohnědé.
6. Doplňte svou tortillu kuřecím tinga.

44. Pečený květák S Vejcem A Avokádem

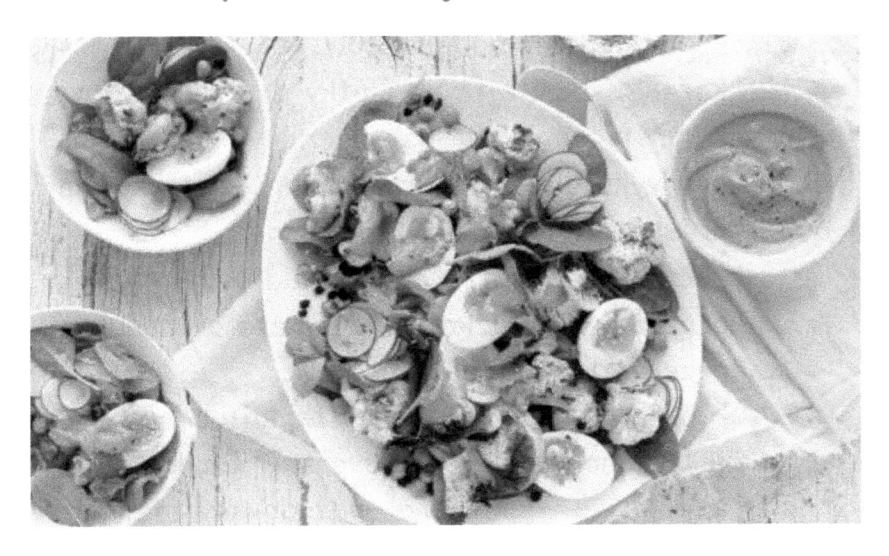

INGREDIENCE

- 1 květák
- 1 lžíce olivového oleje
- 1/4 šálku parmazánu
- 2 lžíce česnekového prášku
- 1 polévková lžíce soli
- 1 polévková lžíce pepře
- 4 vejce
- 1 avokádo, nakrájené na měsíčky
- dostatek oregana, čerstvého

PŘÍPRAVA

1. Předehřejte troubu na 200 °C.
2. Květák nakrájejte na plátky o tloušťce 1 až 2 prsty, položte na plech. Vykoupejte s olivovým olejem, parmazánem, česnekovým práškem, trochou soli a pepře.
3. Pečte 15 minut, nebo dokud není květák propečený a dozlatova. Vyjměte z trouby a rezervujte.
4. Rozpalte pánev na střední teplotu a vymažte ji trochou spreje na vaření. Rozklepněte vajíčko a vařte na požadovaný termín. Okoříme dle libosti.
5. Na každý plátek květáku položte trochu avokáda, hvězdné vajíčko, ozdobte oreganem, podávejte a vychutnávejte.

45. Chayote Carpaccio

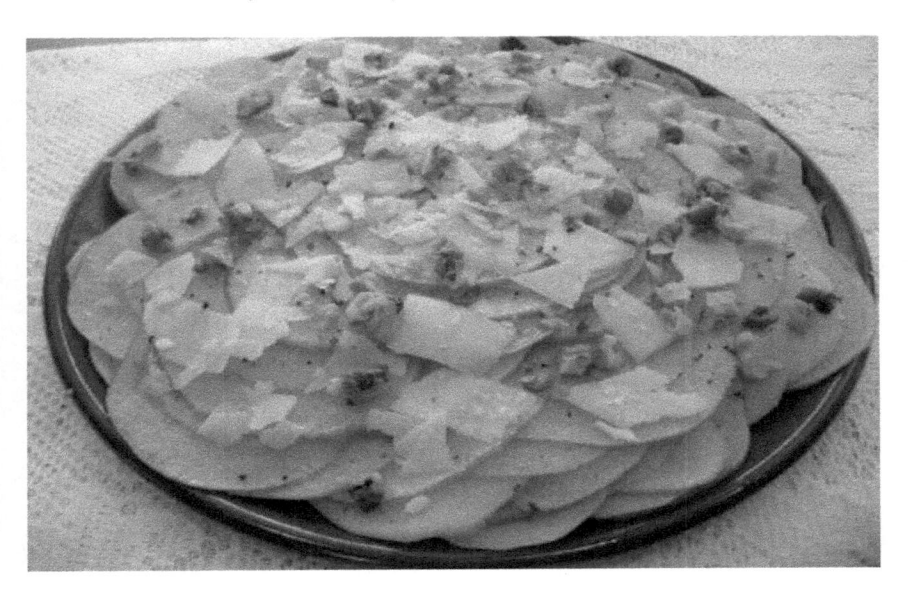

INGREDIENCE

- 4 chayotes
- na chuť soli
- 1/2 šálku bazalky, na dresink
- 1/2 šálku máty na zálivku
- 1/4 šálku žluté citronové šťávy na zálivku
- 1/4 šálku olivového oleje, na zálivku
- 1/2 šálku dýně, nakrájené na plátky
- 1 lžička chilli na ozdobu
- dostatek klíčků vojtěšky, na ozdobu
- dostatek jedlého květu, na ozdobu

PŘÍPRAVA

1. Na prkénku oloupeme chayotes, nakrájíme na plátky silné ½ cm. Rezervace
2. V hrnci s vodou vaříme chayotes 5 minut, stáhneme z plotny a scedíme. Rezervace.
3. V procesoru přidejte bazalku, mátu, citronovou šťávu a olivový olej, zpracujte 3 minuty. Rezervace
4. Na talíř položíme plátky chayote, ochutíme solí, přidáme plátky dýně, bazalkový a mátový dresink, dochutíme chilli práškem, ozdobíme klíčky vojtěšky a jedlými květy. Užijte si to!

46. Enchiladas ze zeleného květáku s kuřecím masem

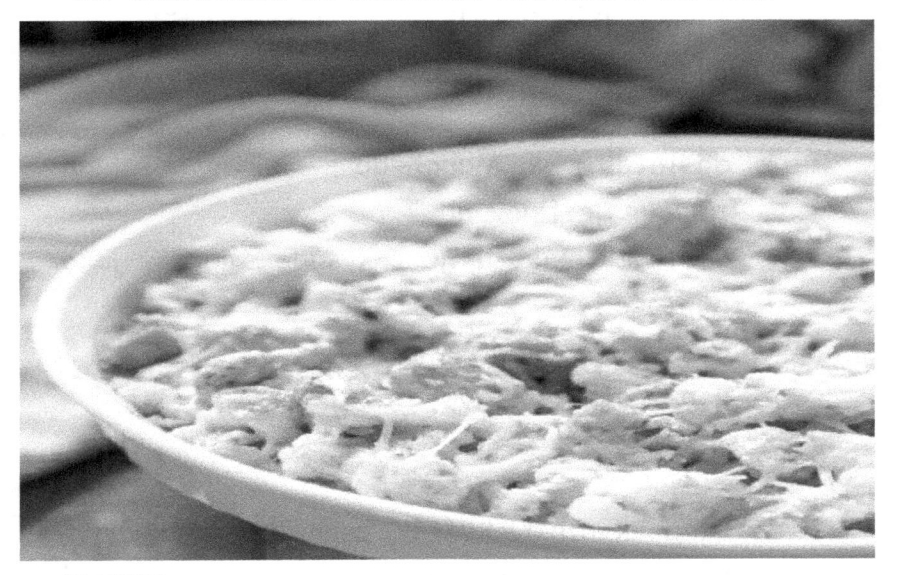

INGREDIENCE

- 4 šálky nastrouhaného květáku na květákové tortilly
- 1/2 šálku sýru Chihuahua, s nízkým obsahem tuku, nastrouhaný, na květákové tortilly
- 2 vejce, na květákové omelety
- 5 šálků vody na zelenou omáčku
- 10 zelených rajčat na zelenou omáčku
- 4 serrano papriky na zelenou omáčku
- 1/4 cibule na zelenou omáčku
- 1 stroužek česneku na zelenou omáčku
- podle chuti soli, na zelenou omáčku

- podle chuti pepř, pro zelenou omáčku
- 1 lžíce olivového oleje na zelenou omáčku
- 2 šálky kuřecích prsou, uvařených a nakrájených
- dostatek sýra Manchego s nízkým obsahem tuku ke gratinování
- dostatek nízkotučné zakysané smetany jako doprovod
- ochutnat avokádo, doprovodit
- ochutnat cibuli, doprovázet

PŘÍPRAVA

1. Do misky dejte květák, zakryjte nepřilnavým plastem a vařte 4 minuty v mikrovlnné troubě. Přeceďte, abyste odstranili vodu a rezervu.
2. Smíchejte květák se sýrem, vejci, dochuťte solí a pepřem a míchejte, dokud se nezapracuje.
3. Květákovou směs dejte na tác vyložený voskovým papírem a rozetřete do požadované velikosti a tvaru. Pečeme 15 minut na 180°C.
4. Naplňte tortilly nakrájeným kuřecím masem a rezervujte.
5. V hrnci s vodou opečte na středním plameni rajčata, serrano papriky, cibuli a česnek.

Necháme vychladnout, rozmixujeme a necháme uležet.
6. V hrnci na mírném ohni rozehřejte olivový olej, nalijte omáčku, dochuťte solí a pepřem a vařte 10 minut nebo dokud nezhoustne.
7. Enchiladas podávejte na prodlouženém talíři, omyjte se horkou omáčkou, přidejte sýr Manchego, vložte do mikrovlnné trouby na 30 minut na zapékání, ozdobte smetanou, avokádem a cibulí.

47. Keto špízy na moři a na zemi

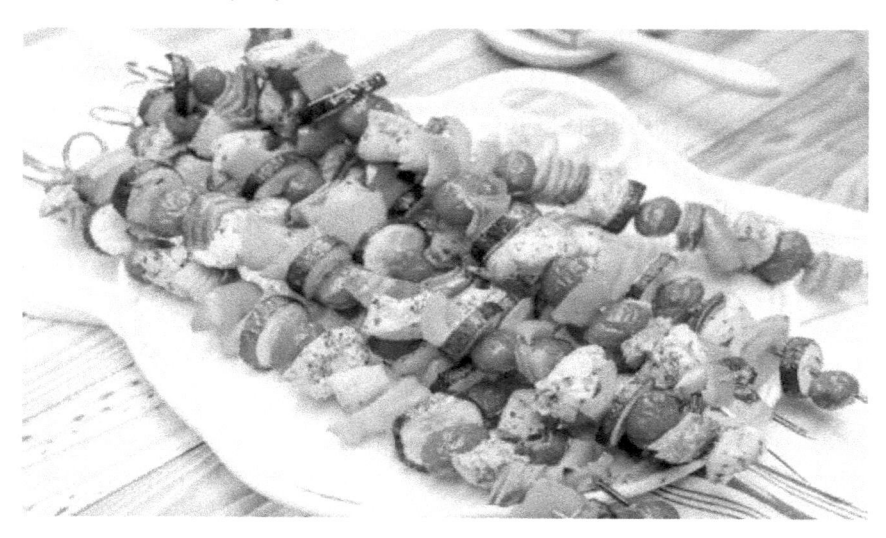

INGREDIENCE

- 1 šálek dýně
- 1 šálek červené papriky
- 1 šálek krevet, čerstvé, střední
- 1 šálek žluté papriky
- 1 šálek hovězího filé ve středních kostkách na špíz
- 1 šálek zeleného pepře
- dostatek spreje na vaření
- 1 šálek majonézy, světlá
- 1/4 šálku koriandru
- 1/4 šálku petrželky
- 1 polévková lžíce citronové šťávy

- 1 lžíce česnekového prášku
- na chuť soli

PŘÍPRAVA

1. Na prkénku nakrájíme dýni na plátky. Podobně nakrájejte papriky na střední čtverce a rezervujte.
2. Vložte squash, červenou papriku, krevety, žlutou papriku, hovězí steak, zelenou papriku na špejle a opakujte, dokud se nenaplní.
3. Vařte na grilu s trochou spreje na středně vysokou teplotu po dobu 15 minut.
4. Na koriandrový dresink: Majonézu, koriandr, petržel, citronovou šťávu, česnekový prášek a sůl rozmixujte do hladka.
5. Špízy podávejte s koriandrovým dresinkem a užívejte si.

48. Pečená cuketa s tvarohem

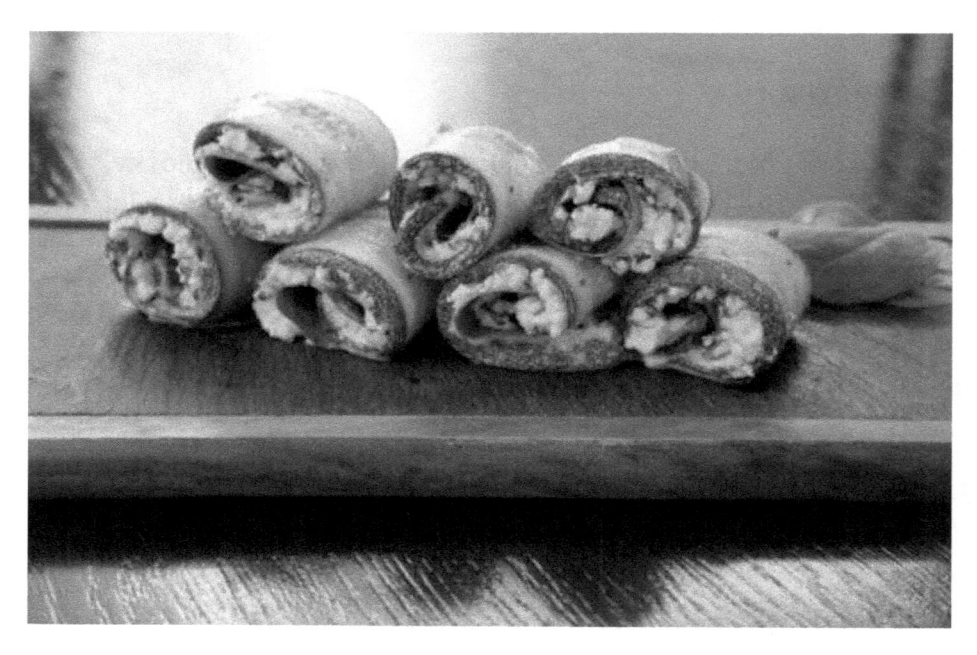

INGREDIENCE

- 3 cukety, podlouhlé
- 2 lžíce olivového oleje
- na chuť soli
- podle chuti pepře
- 50 gramů tvarohu
- 1 lžíce petrželky, mleté
- 1/2 lžičky citronové šťávy, se semínky
- 2 šálky baby špenátu, listy
- 1/2 šálku bazalky, listy

PŘÍPRAVA

1. Na prkénku nakrájíme konce cukety, podélně je rozkrojíme a potřeme olivovým olejem. Dochuťte solí a pepřem.
2. Na rozpálený gril na středním plameni vložíme plátky cukety, grilujeme z obou stran asi 5 minut. Odstraňte z tepla a rezervujte.
3. V misce smíchejte tvaroh, petržel a citronovou šťávu, dokud se nespojí.
4. Plátky dýně rozložte na prkénko, 2 centimetry od okraje dýně položte půl lžíce předchozí směsi. Navrch dejte lístky baby špenátu podle chuti a přidejte lístek bazalky. Srolovat.
5. Ihned podávejte a vychutnejte si.

49. Omeleta Poblano

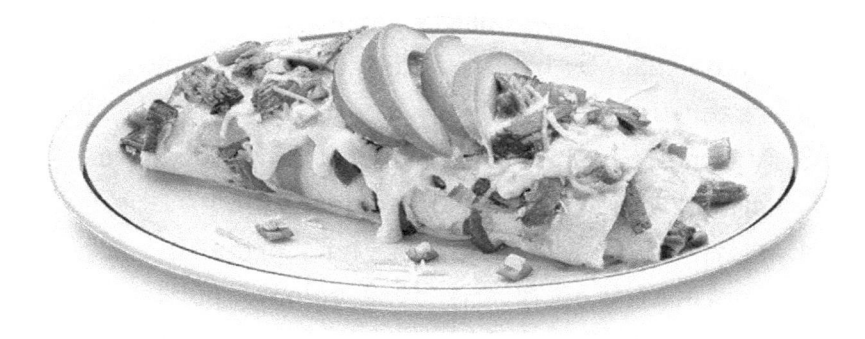

INGREDIENCE

- 1 šálek papriky poblano, opečené a nakrájené na plátky, na omáčku
- 1/4 cibule na omáčku
- 1 stroužek česneku, na omáčku
- 1/2 šálku jocoque na omáčku
- 1 šálek odstředěného mléka, světlého, na omáčku
- podle chuti soli, do omáčky
- podle chuti pepř, do omáčky
- 1 lžíce olivového oleje, na omáčku
- 4 vejce
- 2 lžíce odstředěného mléka, light

- 1 lžička cibulového prášku
- dostatek spreje na vaření
- dostatek sýra panela v kostkách k naplnění
- dostatek červené cibule nakrájené na plátky

PŘÍPRAVA

1. Plátky papriky poblano smícháme s cibulí, česnekem, jocoque, odstředěným mlékem, dochutíme solí a pepřem.
2. Zahřejte hrnec na střední teplotu, rozehřejte olej a nalijte omáčku, vařte 10 minut, nebo dokud nebude mít hustou konzistenci.
3. Na omeletu rozšlehejte v míse vejce s mlékem, cibulový prášek, dochuťte solí a pepřem. Rezervace.
4. Do teflonové pánve přidejte trochu olivového oleje ve spreji a zalijte předchozí přípravou, opékejte 5 minut na mírném ohni z každé strany. Odstraňte z tepla a rezervujte.
5. Omeletu naplníme sýrem panela, podáváme na prodlouženém talíři, vykoupeme omáčkou poblano, ozdobíme červenou cibulkou a pochutnáme si.

50. Vaječný Dort S Chřestem

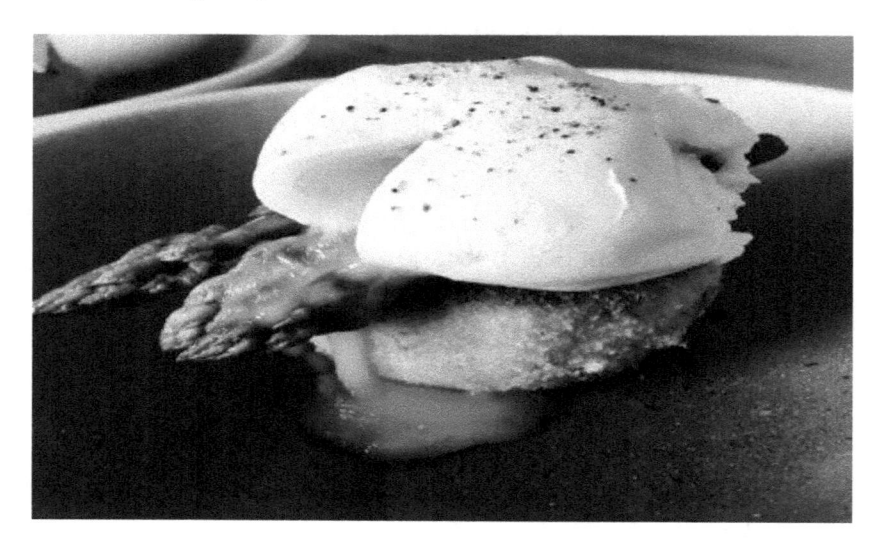

INGREDIENCE

- dostatek spreje na vaření
- 12 bílků
- 1/2 šálku cibule
- 1/2 šálku papriky
- 1/2 šálku chřestu
- na chuť soli
- podle chuti pepře
- 1/4 lžičky česnekového prášku

PŘÍPRAVA

1. Troubu předehřejte na 175°C.
2. Postříkejte formu na košíčky trochou spreje na vaření.
3. Do mixéru přidejte bílky, cibuli, papriku, chřest, sůl, pepř a česnekový prášek a šlehejte 5 minut.
4. Směs nalijte do formiček na košíčky zaplněné do ¾ procenta a pečte 20 minut nebo dokud nebudou hotové. Odformovat.
5. Podávejte a užívejte si.

ÚŽASNÝ RECEPT S NÍZKÝM SACHARIDEM

51. PRIMITIVNÍ TORTILLA

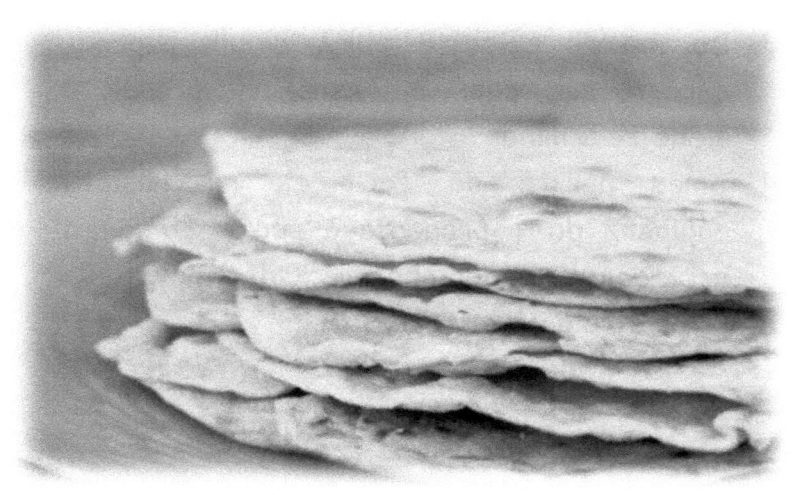

INGREDIENCE
- 1 polévková lžíce (15 ml) másla se solí
- 30 g nakrájených hub
- 30 g nakrájené cibule
- 30 g nakrájené červené papriky
- 4 střední vejce
- 30 ml mléčné smetany
- 1/4 lžičky (1 ml) soli
- 1/8 lžičky (0,5 ml) čerstvě mletého pepře 14 g strouhaného sýra čedar (volitelně)

PŘÍPRAVA

1. Toto je typická primitivní snídaně a fantastický způsob, jak postupně opustit typickou sacharidovou snídani. Pokud jste zvyklí začínat den cereáliemi, toastem a džusem, lahodná tortilla vás zasytí na hodiny a vaše první kroky v paleolitické a ketogenní dietě učiní opravdovým potěšením.
2. Polovinu másla rozpustíme na středním plameni na pánvi. Přidejte zeleninu a opékejte ji pět až sedm minut. Vyjměte zeleninu z pánve.
3. Ve stejné pánvi rozpustíme zbytek másla. V malé misce rozšlehejte vejce se smetanou, solí a pepřem. Pánev nakloňte tak, aby máslo pokrylo celé dno. Nalijte vaječnou směs a pohyb opakujte.
4. Vařte bez míchání. Když vejce ztuhne na okrajích, pomocí silikonové stěrky je odstraňte ze stěn pánve. Nakloňte pánev tak, aby vaječná směs, která zabírá střed, dosáhla k okrajům.
5. Když je vaječná směs sražená, dejte zeleninu na jednu z půlek tortilly. Posypte polovinou sýra (pokud byl použit) a tortillu opatrně přeložte, aby byla zakrytá. Tortillu

dáme na talíř a posypeme zbytkem sýra. Ihned podávejte.

52. VAJEČNÝ SALÁT K SNÍDANI

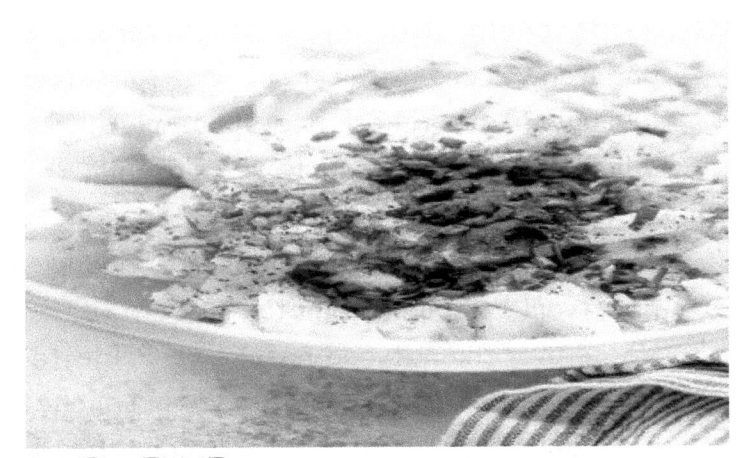

INGREDIENCE

- ½ středního avokáda
- 1/3 šálku (75 ml) majonézy Primal Kitchen nebo jiné majonézy vhodné pro paleolitickou dietu (viz poznámka)
- 6 velkých vajec natvrdo
- 4 plátky slaniny (bez přidaného cukru), opečené do křupava
- 2 polévkové lžíce (30 ml) velmi nasekané jarní cibulky
- lžička (2 ml) tahini (viz poznámka) Čerstvě mletý pepř

PŘÍPRAVA

1. Tento chutný vaječný salát je fantastický podávaný samostatně nebo na špenátovém lůžku. Můžete také lehce opéct plátek keto chleba a připravit sendvič se salátem.
2. Ve střední misce rozdrťte avokádo vidličkou. Přidejte majonézu a míchejte, dokud se nevytvoří homogenní hmota.
3. Vejce uvařená natvrdo nasekáme. Přidejte je do majonézové směsi a vše promíchejte vidličkou, rozdrťte vejce (mělo by být trochu husté).
4. Nakrájejte slaninu. Do vaječné směsi přidejte kousky, pažitku a tahini. Rozruch. Zkuste přidat pepř.

53. PALAČINKY Z KOKOSOVÉ MOUKY S MAKADAMOVÝM OŘECHEM

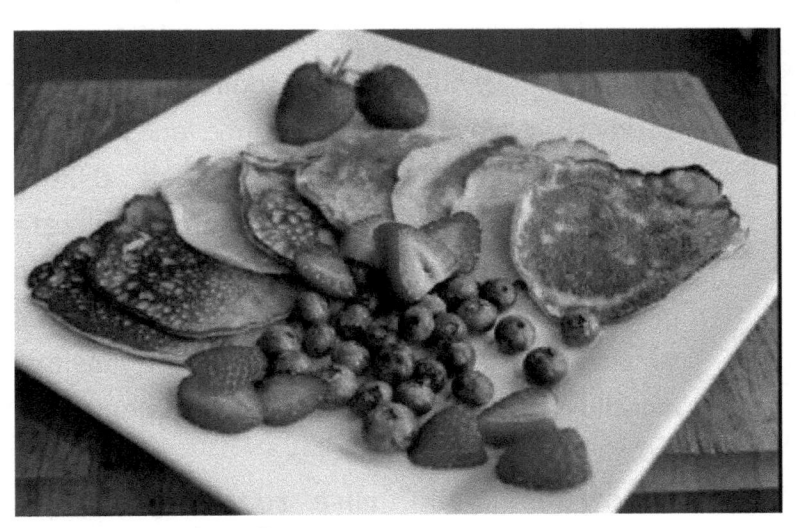

INGREDIENCE

- 3 velká vejce
- hrnek (60 g) másla bez rozpuštěného cukru
- šálek (60 g) husté smetany
- šálek (60 g) plnotučného kokosového mléka
- lžička (2 ml) vanilkového extraktu ¼ šálku (30 g) kokosové moučky</
- ¼ čajové lžičky (1 ml) košer soli
- lžička (2 ml) mleté skořice
- Sladidlo vhodné pro ketogenní dietu, dle chuti (volitelné; viz poznámka)
- hrnek (30 g) nasekaných nebo mletých makadamových ořechů Kokosový olej na promazání grilu

PŘÍPRAVA

1. Palačinky z kokosové mouky jsou vynikající náhradou za ty vyrobené z bílé nebo celozrnné mouky. Makadamové ořechy dodávají zdravé tuky a zajímavou texturu; pokud je necháte ve větších kusech, získáte křupavé palačinky. Hustou smetanu můžete nahradit větším množstvím kokosového mléka, pokud nechcete používat mléčné výrobky. Podávejte horké s máslem, mandlovým máslem, kokosovým máslem nebo krémem z kokosového mléka.
2. Ve středně velké míse rozšlehejte vejce spolu s máslem, smetanou, kokosovým mlékem a vanilkou.
3. V malé misce smíchejte vidličkou mouku, sůl, kvásek, skořici a sladidlo. Odstraňte hrudky a zapracujte suché přísady.
4. Vsypte makadamové ořechy a promíchejte. Těsto bude husté. Vodu přidávejte velmi po troškách, dokud nezíská požadovanou konzistenci.
5. Rozpalte gril nebo pánev s plochým dnem na střední teplotu. Až budete připraveni, lehce potřete kokosovým olejem. Těsto dejte na gril na velké lžíce. Bude nutné použít lžíci nebo stěrku k jemnému rozetření těsta, aby

vzniklo tenčí krep, protože jeho textura nebude stejná jako u tradičního těsta.
6. Vařte pomalu několik minut z každé strany, dokud se nevytvoří bubliny. Otočte se. Podávejte horké.

54. PÁNEV NA HAMBURGERY

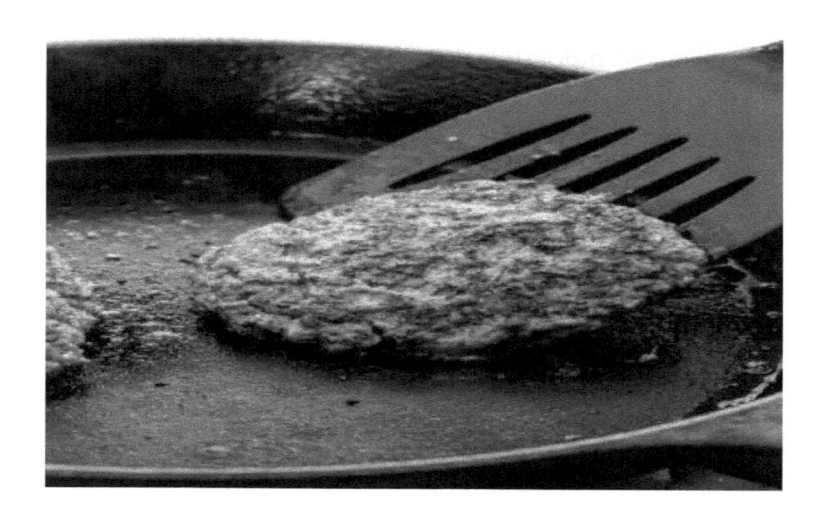

INGREDIENCE

- 900 g mletého hovězího masa
- 2 nakrájené stroužky česneku
- 1 čajová lžička (5 ml) sušeného oregana
- 1 čajová lžička (5 ml) košer soli
- lžička (2 ml) černý pepř 3 šálky (85 g) čerstvý baby špenát
- 1 ½ šálku (170 g) strouhaného sýra (čedar nebo podobný) 4 velká vejce

PŘÍPRAVA

1. K tomuto pokrmu se přikláním kdykoliv během dne, ale především při snídani. Klidně přidejte pár kousků opečené slaniny, abyste si vychutnali cheeseburger a slaninu.
2. Předehřejte troubu na 200 °C.
3. Na pánvi vhodné do trouby (například litinová) orestujeme mleté maso. Asi po pěti minutách, když je trochu hotové, odstavte a přidejte česnek. Asi minutu restujte a smíchejte s masem. Přidejte oregano, sůl a pepř a dobře promíchejte.
4. Přidejte hrstičky do hrsti špenátu, až změkne. Jakmile je všechen špenát zapracován, vyjměte pánev z trouby. Přidat
5. šálek (120 g) sýra a zamíchejte.
6. Maso na pánvi rovnoměrně rozprostřete. Dále vytvořte v horní části masa čtyři otvory a do každého opatrně skořápkujte vajíčko. Posypeme zbytkem sýra.
7. Pečte deset minut. Bílky musí být sražené a žloutky stále tekuté Nechte v troubě ještě několik minut, aby byly žloutky pevnější. Každou porci naservírujte na talíř.

55. TUŘÍN HASH BROWNS

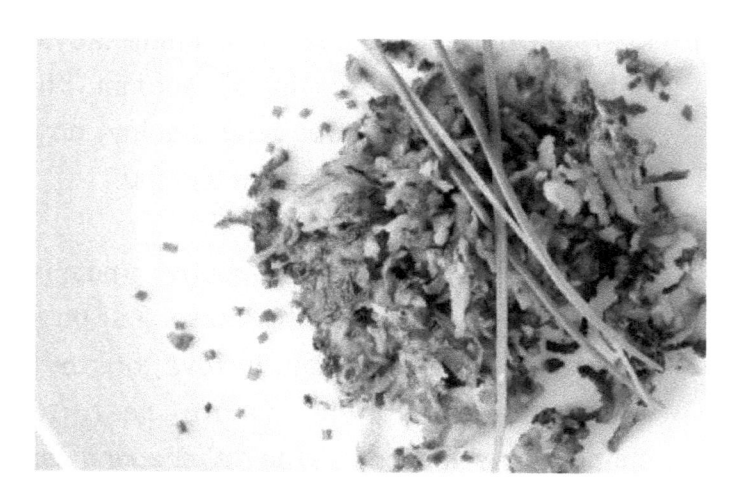

INGREDIENCE

- 2 střední vodnice (230 g) omyté a oloupané
- 1 velké vejce
- 1 polévková lžíce (15 ml) kokosové mouky (volitelně)
- 1 čajová lžička (5 ml) košer soli a trochu více podle chuti ½ čajové lžičky (2 ml) černého pepře
- 2 polévkové lžíce (30 ml) slaniny nebo máslového tuku, případně více
- zakysaná smetana (volitelně)
- Nakrájená pažitka (volitelné)

PŘÍPRAVA

1. Když vyzkoušíte tyto hash brown, verze s bramborem vám bude připadat nevýrazná. Podávejte s frittatou a vychutnejte si kompletní ketogenní brunch.
2. Tuřín nakrájejte na julienne pomocí struhadla nebo kuchyňského robota.
3. Do velké mísy rozklepněte vejce a přidejte tuřín. Zamíchejte mouku, sůl a pepř.
4. Rozpalte velkou pánev s plochým dnem na středně vysokou teplotu. Jakmile se zahřeje, přidejte tuk ze slaniny; Když se rozpustí, trochu snižte teplotu.
5. Tuřín ještě trochu promíchejte a po částech po ½ šálku (120 ml) přidávejte přibližně do rozpáleného tuku. Stěrkou je trochu zmáčkněte, aby se srovnaly. Vařte tři až pět minut, dokud nejsou okraje zlatavě hnědé. Poté otočte a opečte z druhé strany.
6. Naservírujte na talíř a ještě trochu osolte. Podle chuti zalijeme porcí zakysané smetany a ozdobíme pažitkou.

56. MÍSA ŘECKÉHO JOGURTU S MANDLOVÝM KŘUPAVÝM

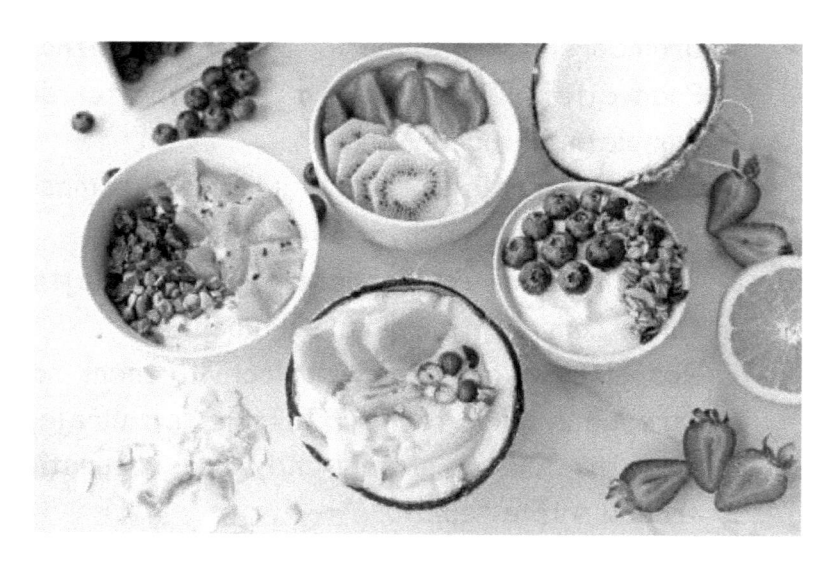

INGREDIENCE

- šálek (15 g) neslazených kokosových vloček 2 polévkové lžíce (15 g) filetovaných mandlí
- 1 šálek (250 ml) celého řeckého jogurtu
- 1/3 šálku (80 ml) plnotučného kokosového mléka
- Keto dietní sladidlo, podle chuti (volitelné)
- 2 polévkové lžíce (30 ml) surového mandlového másla (bez přidaného cukru)
- 2 polévkové lžíce (15 g) kakaových bobů
- Trochu mleté skořice

PŘÍPRAVA

1. Kakaové boby jsou jednoduše pražené boby kakaové rostliny, ze kterých se vyrábí čokoláda. Nečekejte ale, že budou chutnat stejně jako vaše oblíbená čokoláda. Jsou čisté kakao, tedy nezpracovaná čokoláda, bez cukru a dalších přísad. Kakaové boby mají mnoho zdravotních výhod; Jsou například skvělým zdrojem hořčíku, železa a antioxidantů. Poskytují 5 gramů sacharidů na porci, ale 0 cukru, takže je na vás, abyste se rozhodli, zda je zahrnete do tohoto receptu, a v takovém případě kolik jich uděláte.
2. V malé pánvi opékejte kokosové vločky na středně mírném ohni a bez tuku, dokud lehce nezhnědnou. Opakujte operaci s nakrájenými mandlemi.
3. Smíchejte mícháním jogurtu, kokosového mléka a sladidla, pokud je použito. Směs rozdělte mezi dvě misky. Do každé přidejte lžíci (15 ml) mandlového másla a zamíchejte do amalgamátu (pokud je vše smícháno, nic se nestane). Navrch posypeme trochou praženého kokosu,

mletých mandlí, kakaových bobů a skořice.

57. FRITTATA Z MLETÉHO MASA, KAPUSTY A KOZÍHO SÝRA

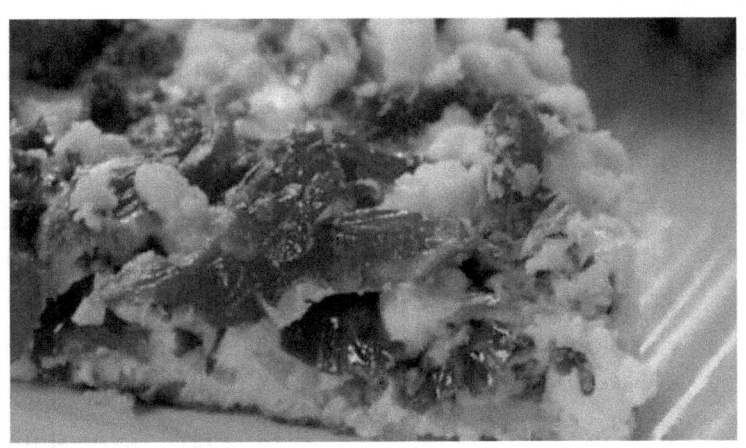

INGREDIENCE

- svazek kapusty (4 nebo 5 listů), libovolné odrůdy 1 polévková lžíce (15 ml) avokádového oleje
- 450 g mletého vepřového masa
- 1 čajová lžička (5 ml) sušené šalvěje
- 1 lžička (5 ml) sušeného tymiánu

- ¼ lžičky (1 ml) mletého muškátového oříšku ¼ lžičky (1 ml) nasekané červené papriky 1 malá cibule nebo ½ velké nakrájené na kostičky
- 2 nakrájené stroužky česneku
- 8 velkých vajec
- šálek (120 ml) husté smetany
- 1 šálek (90 g) strouhaného kozího sýra nebo více podle chuti

PŘÍPRAVA

1. Každý nadšenec keto diety by měl vědět, jak udělat frittatu. Můžete použít kombinaci masa, sýra, zeleniny, bylinek a koření, kterou preferujete.
2. Ostrým nožem odstraňte silné stonky listů kapusty. Nakrájejte stonky na kostičky a nasekejte listy. Rezervovat.
3. Ve velké pánvi s možností grilování (například litinové) rozehřejte olej na středním plameni. Když je horké, přidejte vepřové maso. Vařte pět minut za občasného míchání.
4. V malé misce smíchejte šalvěj, tymián, muškátový oříšek a červenou papriku. Vše přidejte k masu na pánvi a dobře promíchejte. Pokračujte ve vaření dalších pět minut, dokud nebude vepřové maso dobře propečené.

5. Dírkovou lžící přendejte maso do mísy. Pokud je v pánvi hodně tuku, odeberte část a nechte pouze jednu nebo dvě polévkové lžíce (15 až 30 ml).
6. Do pánve přidejte cibuli a stonky kapusty. Smažte asi pět minut, dokud cibule nezměkne. Přidejte česnek a minutu míchejte. V případě potřeby pánev podlijte trochou vody a odstraňte pražené částečky.
7. Přidejte po hrsti listy kapusty a míchejte, aby změkly, dokud nebudou všechny listy v pánvi a trochu hotové. Přidejte maso do pánve a dobře promíchejte.
8. Ve střední misce rozšlehejte vejce se smetanou. Směs nalijte na maso a zeleninu v pánvi a vytvořte homogenní vrstvu. Vařte bez míchání asi pět minut, dokud vejce nezačne tuhnout.
9. Umístěte rošt trouby do střední výšky (asi 15 nebo 20 cm od horní části) a zapněte gril. Vejce pokryjeme kozím sýrem. Vložte pánev do trouby a zapékejte, dokud vejce neztuhne a kozí sýr se lehce neopeče. Sledujte často, aby se nepřipálil.
10. Vyjměte pánev z trouby a nechte ji několik minut odležet. Nakrájíme na trojúhelníky a podáváme.

58. KETOAVENA VLOČKY VE STYLU BRADA

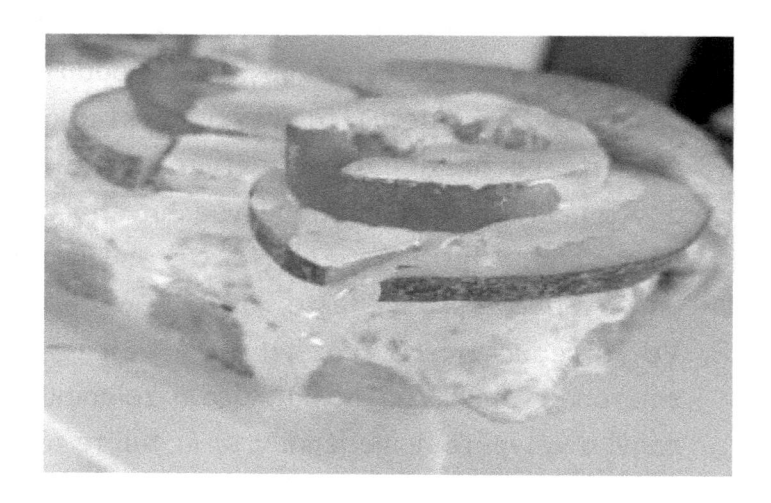

INGREDIENCE

- hrnek (120 ml) kokosové mléko 3 žloutky
- ¼ šálku (60 ml) kokosových vloček
- lžička (2 ml) mleté skořice
- 1 čajová lžička (5 ml) vanilkového extraktu
- šálek (60 g) velmi mletých ořechů (ořechy, mandle, pekanové ořechy, makadamové ořechy nebo směs)
- 2 lžíce (30 ml) mandlového másla

- 1/8 čajové lžičky (0,5 ml) soli (bez ní, pokud obsahuje mandlové máslo a sůl)
- 1 polévková lžíce (15 ml) kakaových bobů (volitelně)

Pokrytí

- ¼ šálku (60 ml) kokosového mléka
- 2 čajové lžičky (10 ml) kakaových bobů (volitelně)

PŘÍPRAVA

1. Toto je Bradova odpověď na odpůrce keto diety, kteří tvrdí, že nemohou žít bez snídaňových cereálií. Brad vyjednává s hotelem Ritz-Carlton o přidání tohoto jídla do jeho zdravé snídaně formou bufetu… Dělám si legraci! Bílky si rezervujte na přípravu makronek.
2. Smíchejte mléko a kokosové vločky, vaječné žloutky, skořici, vanilku, ořechy, mandlové máslo, sůl a kakaové boby (pokud jsou použity) ve středním kastrolu. Zahřívejte na středně mírném ohni za stálého míchání po dobu tří nebo čtyř minut.
3. Podávejte ve dvou malých miskách. Do každé vlijte dvě polévkové lžíce (30 ml) kokosového mléka a lžičku kakaových bobů. Jezte hned.

59. VAJEČNÉ MUFFINY VE FORMIČKÁCH NA ŠUNKU

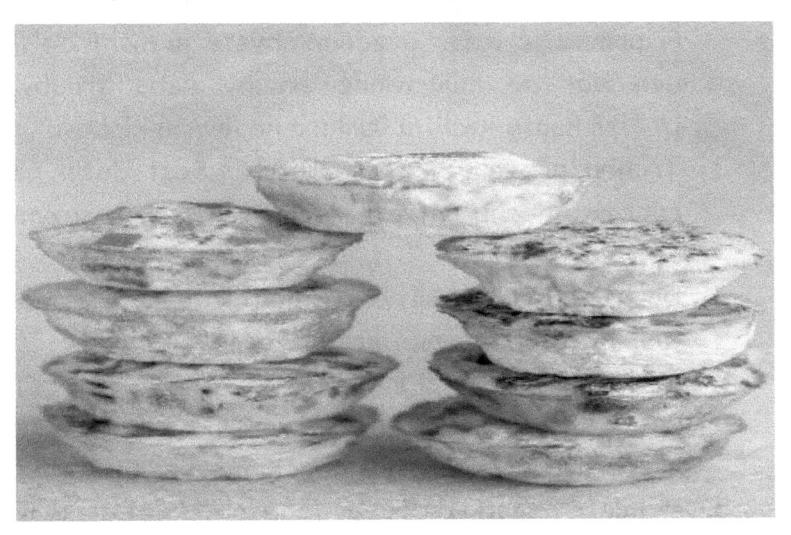

INGREDIENCE

- 1 polévková lžíce (15 ml) roztaveného kokosového oleje
- 6 plátků vařené šunky (lépe nakrájené na tenké plátky)
- 6 velkých vajec
- Sůl a pepř podle chuti
- 3 polévkové lžíce (45 ml) strouhaného sýra čedar (volitelně)

PŘÍPRAVA

1. Tyto muffiny jsou perfektní rychlou snídaní. Připravte je večer předem, abyste je mohli další den dát do mikrovlnné trouby nebo trouby. Určitě kupte kvalitní šunku a ne levnou klobásu.
2. Troubu předehřejte na 200 °C. Šest dutin na cupcake plechu natřete rozpuštěným kokosovým olejem.
3. Do každé prohlubně vložte plátek šunky a vejce. Salpimentar a na každé vejce posypte ½ polévkové lžíce (7,5 ml) sýra.
4. Pečte třináct až osmnáct minut podle preferovaného stupně propečení pro žloutky.
5. Vyjměte plech z trouby a nechte jej několik minut vychladnout, než opatrně vyjmete «muffiny». Nechejte v chladu ve skleněné nebo plastové nádobě, aby nevyschly.

60 . SPECULOOS, ZJEDNODUŠENÝ RECEPT

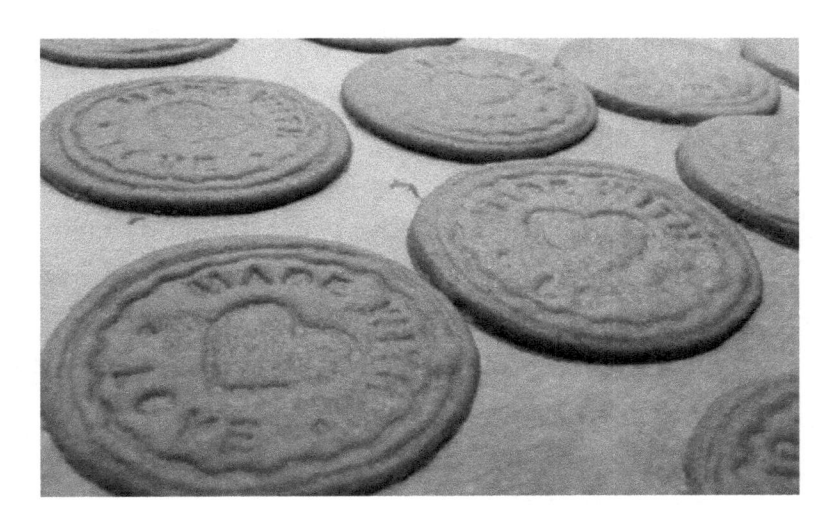

INGREDIENCE

- .250 g másla.
- 350 g mouky, prosáté.
- 200 g hnědého cukru
- ,5g jedlé sody.
- 1 vejce.
- 1 polévková lžíce soli

PŘÍPRAVA

9. Příprava speculoos vyžaduje čekání 12 hodin.
10. V první nádobě smíchejte 40 g mouky, jedlou sodu a sůl.
11. Rozpusťte máslo.
12. Dejte do druhé nádoby, přidejte hnědý cukr, vejce a důkladně promíchejte. Poté za stálého míchání přidejte zbývající mouku. Vše promícháme a necháme 12 hodin odležet v lednici.
13. Po 12 hodinách čekání vymažeme plechy na pečení máslem.
14. Těsto rozválejte, dodržujte minimální tloušťku (maximálně 3 milimetry) a vykrajujte ho pomocí formiček dle vašeho výběru.
15. Vše pečte 20 minut a sledujte vaření.
16. Před konzumací je nejlepší nechat speculoos vychladnout!

6 1. SMĚS KOŘENÍ CHAI

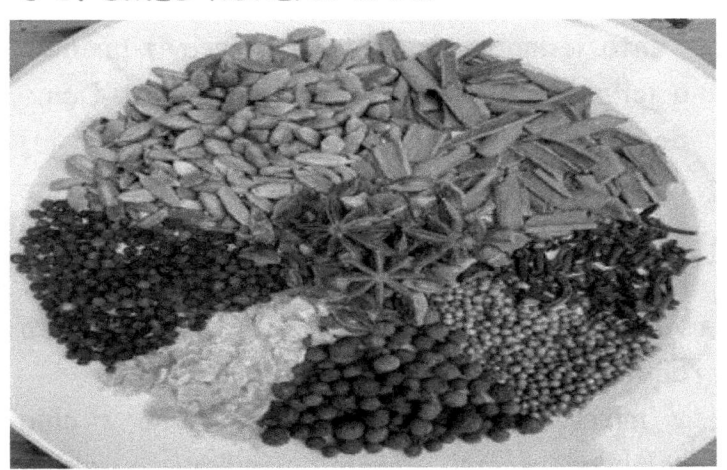

INGREDIENCE

- 2 lžičky (10 ml) mleté skořice
- 2 lžičky (10 ml) mletého kardamomu
- 1 čajová lžička (5 ml) mletého zázvoru
- 1 lžička (5 ml) mletého hřebíčku
- 1 lžička (5 ml) mletého nového koření

PŘÍPRAVA

1. Tento jednoduchý dort lze připravit předem a jeho sestavení zabere jen pár minut. Dáme do lednice a ráno bude hotové. Pokud jej připravíte v malých sklenicích se šroubovacím uzávěrem, můžete si je vzít, kam budete chtít. Ze směsi koření vyjde více, než potřebujete pro tento recept; Co dostanete, uložte do prázdné kořenky.
2. V misce smíchejte kokosové mléko s chia semínky, směsí koření, vanilkou a stévií (pokud preferujete homogennější texturu, lze použít ruční nebo skleněný mixér).
3. Směs rovnoměrně rozprostřete do dvou sklenic nebo malých misek.
4. Dejte do lednice alespoň na čtyři hodiny (pokud možno přes noc), aby zhoustlo.
5. Přidejte polevy, pokud jsou použity, a podávejte.

6 2. MÍCHANÁ VEJCE S KURKUMOU

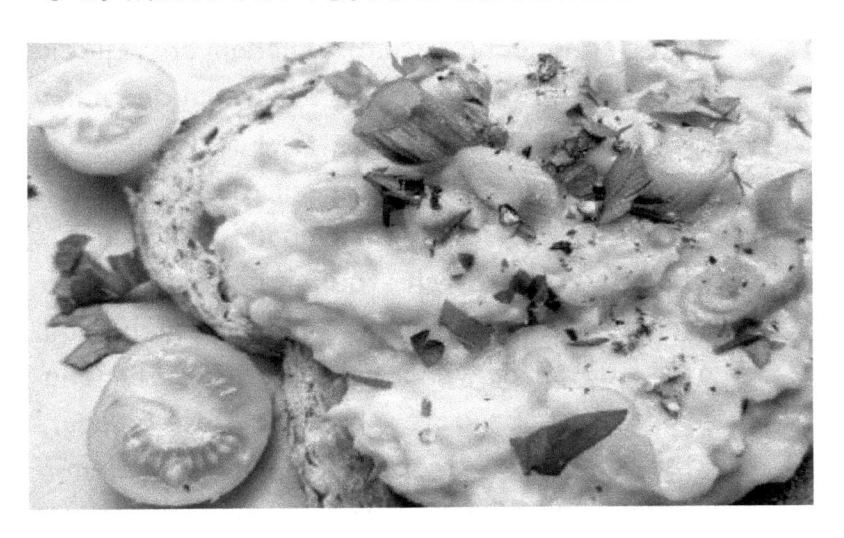

INGREDIENCE

- 3 velká vejce
- 2 polévkové lžíce (30 ml) husté smetany (volitelně)
- 1 čajová lžička (5 ml) mleté kurkumy
- Sůl podle chuti
- Čerstvě mletý černý pepř podle chuti
- 1 polévková lžíce (15 g) másla

PŘÍPRAVA

1. Tato jednoduchá varianta míchaných vajíček na celý život je výborným začátkem dne a má protizánětlivé účinky. Kurkuma je ve zdravotnictví vysoce ceněna, protože obsahuje sloučeninu zvanou „kurkumin", která byla v různých studiích prokázána jako prospěšná při mnoha onemocněních, od artritidy po prevenci rakoviny. Bez černého pepře se neobejdete, obsahuje totiž piperin, který zlepšuje vstřebávání kurkuminu tělem.
2. V malé misce lehce rozšlehejte vejce se smetanou. Přidejte kurkumu, sůl a pepř.
3. Na pánvi na středním plameni rozpustíme máslo. Když začne bublat, jemně ji přelijte vaječnou směsí. Když vejce začnou tuhnout, často promíchejte a vařte dvě až tři minuty.
4. Sundejte z ohně, ochutnejte, v případě potřeby dosolte a opepřete a podávejte.

6 3. KOKOSOVÉ MLÉKO

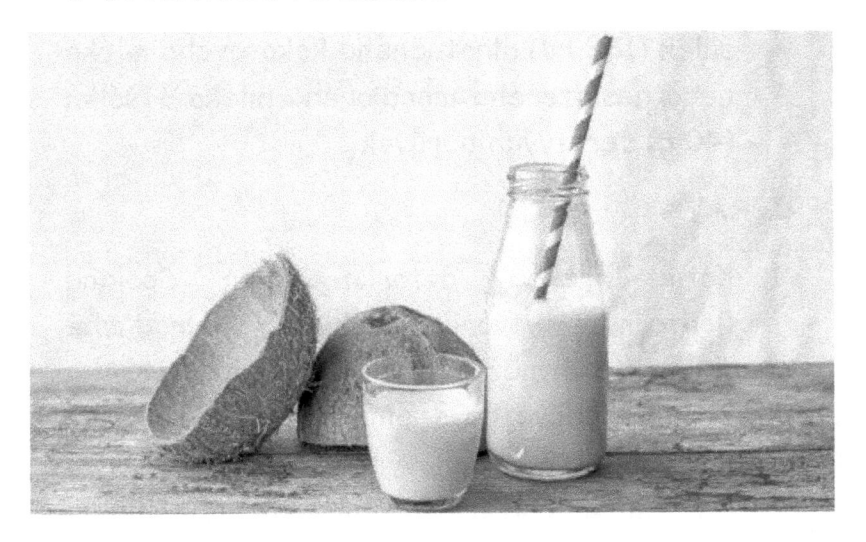

INGREDIENCE

- Kokosové mléko a ¼ šálku čerstvých borůvek
- 1 šálek (100 g) surových mandlí
- 1 šálek (100 g) syrových kešu ořechů
- 1 šálek (100 g) syrových dýňových semínek
- 1 šálek (100 g) syrových slunečnicových semínek
- šálek (60 ml) změkčeného kokosového oleje 1 polévková lžíce (15 ml) surového medu
- 1 čajová lžička (5 ml) vanilkového extraktu
- 1 lžička (5 ml) himalájská růžová sůl 1 šálek (60 g) neslazené kokosové lupínky 1 šálek (60 g) kakaových bobů

Volitelné přísady

- šálek (180 ml) plnotučného kokosového mléka nebo neslazeného mandlového mléka ¼ šálku (40 g) čerstvých borůvek

PŘÍPRAVA

1. Katie French, autorka Paleo Cooking Bootcamp, vytvořila rychlé a jednoduché jídlo, které může vrátit cereálie do vašeho života. Podávejte s plnotučným kokosovým mlékem nebo mandlovým mlékem, čerstvým ovocem a celým řeckým jogurtem, nebo vložte granolu do svačinových sáčků a vezměte si ji.
2. Troubu předehřejte na 180 °C. Plech nebo železný hrnec přikryjte pečicím papírem.
3. Pokud chcete, nasekejte ořechy a semínka kuchyňským robotem, ručním sekáčkem nebo ostrým nožem.
4. Ve velké míse smíchejte kokosový olej, med a vanilku. Přidejte ořechy a semínka, mořskou sůl, kokosové lupínky a kakaové boby a dobře promíchejte.
5. Přesuňte směs granoly do zapékací mísy. Pečte dvacet minut, jednou otočte, dokud nebudou lehce opečené.

6. Směs nechte půl hodiny vychladnout a přendejte ji do vzduchotěsné nádoby. Uchovávejte v lednici až tři týdny.
7. Přidejte preferované volitelné přísady.

6 4. CURLEY EGG SVAČINY

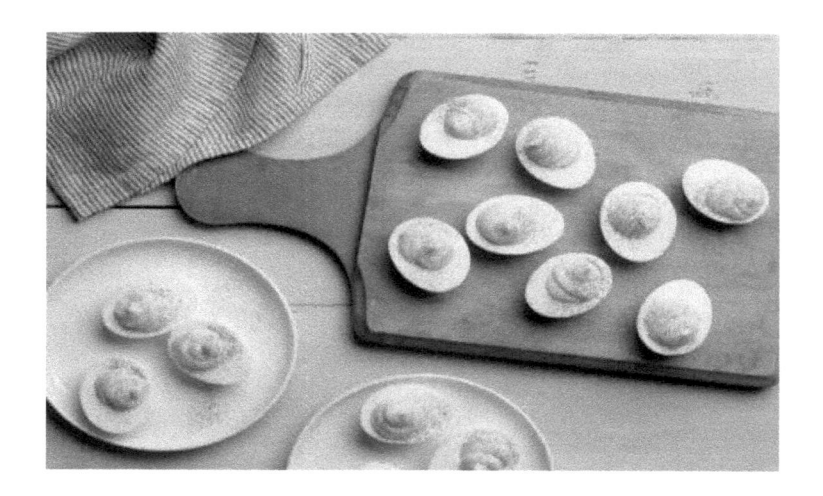

INGREDIENCE

- 1 polévková lžíce (15 ml) kokosového oleje
- ¼ velmi nakrájené cibule
- 250 g mletého hovězího masa chovaného na trávě
- 1 stroužek česnekový filet
- 1 lžička (5 ml) mletého kmínu
- 1 čajová lžička (5 ml) košer soli
- ½ lžičky (2 ml) černého pepře

- lžička (1 ml) kajenského (volitelně) 6 velkých vajec
- ½ šálku (45 g) strouhaných různých sýrů

PŘÍPRAVA

1. Vaječné svačiny živily desetiletí cestování po světě Tylera a Connora Curleyových, Bradových starých přátel.
2. Troubu předehřejte na 200 °C. Čtvercovou formu o průměru 15 cm vyložte pečicím papírem (nebo dobře vymažte lžící [15 ml] rozpuštěného kokosového oleje).
3. Ve velké pánvi rozehřejte olej a cibuli na něm několik minut opékejte, dokud nezačne hnědnout.
4. Přidejte mleté maso, dobře promíchejte a vařte asi deset minut, dokud neztratíte téměř všechen růžový odstín.
5. Mleté maso a cibuli zatlačte směrem k okrajům pánve. Do středu dejte česnek a vařte, dokud neuvolní své aroma. Vše velmi dobře promíchejte.
6. Přidejte kmín, sůl, pepř a kajenský pepř (pokud byl použit). Dobře promíchejte a pokračujte ve vaření dalších pět minut,

dokud není maso zcela propečené. Sundejte z ohně.
7. Ve velké míse rozšlehejte vejce. K vejcím přidejte hrnek masové směsi a nepřetržitě míchejte, aby se nesrazila. Přidejte zbytek masa a dobře promíchejte.
8. Do zapékací mísy nalijte směs vajec a masa. Navrch nasypte sýr a vařte dvacet minut. Do středu vložte nůž na máslo; Až bude čistý, vyjměte ho z trouby. Necháme pár minut vychladnout a nakrájíme na čtverečky o velikosti sousta.

6 5. VAFLE S MASOVOU OMÁČKOU

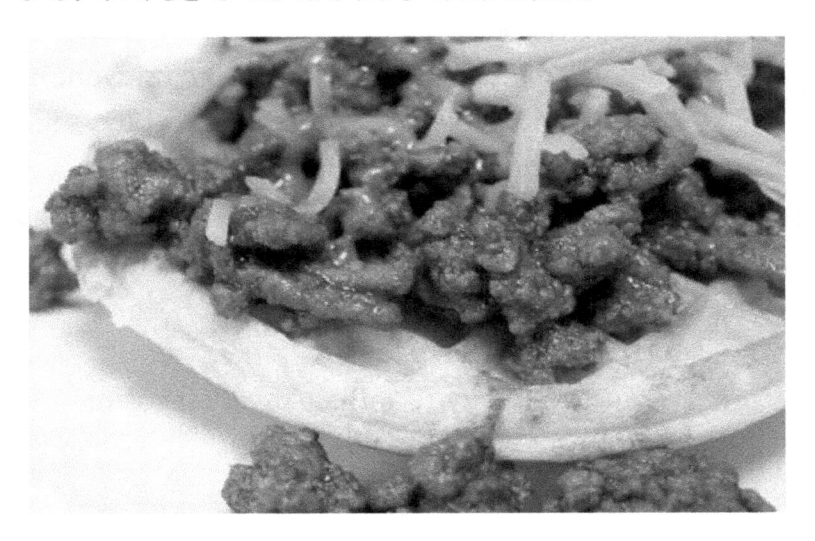

INGREDIENCE

Masová omáčka

- 450 g mletého vepřového (nebo hovězího či krůtího)
- 1 čajová lžička (5 ml) sušené šalvěje
- lžička (2 ml) sušeného tymiánu
- lžička (2 ml) mletého česneku
- ¼ čajové lžičky (1 ml) košer soli

- ¼ lžičky (1 ml) černého pepře 300 ml plnotučného kokosového mléka (viz poznámka)

Vafle

- 2 velká vejce
- 1 polévková lžíce (15 ml) roztaveného kokosového oleje ½ šálku (120 ml) plnotučného kokosového mléka
- šálek (80 g) mandlové mouky nebo sušené ovocné dřeně (viz poznámka) ¼ lžičky (1 ml) soli
- ½ lžičky (2 ml) droždí
- 1½ čajové lžičky (7 ml) šípkového prášku

PŘÍPRAVA

1. Tento recept představuje dobrý způsob, jak využít dužinu, která zůstane po výrobě sušeného ovocného mléka. Raději si udělám čas na přípravu vlastní masové omáčky od začátku, ale koupené uzeniny lze použít za předpokladu, že neobsahují žádný přidaný cukr nebo jiné nepřijatelné přísady.
2. Rozpalte velkou pánev na středním plameni a přidejte mleté maso. Během vaření rozdrobte vidličkou.
3. Asi po pěti minutách, když je vepřové maso téměř hotové, přidejte koření a dobře

promíchejte. Dusíme další dvě až tři minuty do zlatova. Přidejte kokosové mléko a počkejte, až se vaří. Když k tomu dojde, snižte teplotu.

4. Ve střední misce rozšlehejte vejce s kokosovým olejem a kokosovým mlékem. Přidejte dužinu, sůl, droždí a šípkový prášek. Dobře promíchejte. Vaflové těsto bude hustší než tradiční; v případě potřeby přidejte trochu vody z polévkové lžíce do polévkové lžíce, dokud nezíská vhodnou strukturu.

5. Nalijte trochu těsta do vaflovače při středně nízké teplotě (můžete použít i lehce vymaštěnou pánev nebo gril a udělat palačinky). Po dokončení vafle vyjměte a opakujte se zbytkem těsta.

6. Vafle podávejte zalité omáčkou.

NÁPOJE A SMOOTHIE

6 6. KÁVA S VYSOKÝM OBSAHEM TUKU

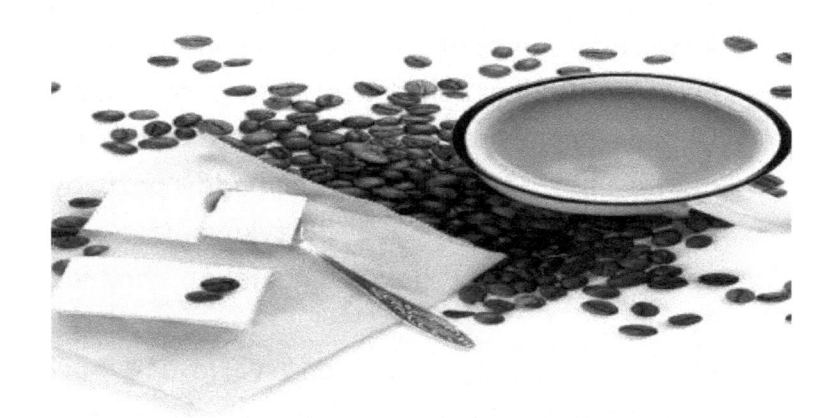

INGREDIENCE

- 1 šálek (250 ml) kvalitní kávy
- 1–2 polévkové lžíce (15 až 30 ml) nesoleného másla
- 1–2 polévkové lžíce (15 až 30 ml) MCT oleje (nebo kokosového oleje, i když MCT je vhodnější)

Volitelné přísady

- ½ lžičky (2 ml) vanilkového extraktu
- lžička (1 ml) neslazeného černého kakaového prášku 1 polévková lžíce (15 ml) kolagenového hydrolyzátu v prášku

- Špetka mleté skořice

PŘÍPRAVA

1. Pokud jste si dříve dali každé ráno kávu s cukrem, nebude vám chybět, jakmile si začnete vychutnávat tuto kávu plnou lahodných tuků podporujících tvorbu ketonů. Mnoho vyznavačů ketogenní diety pije místo snídaně kávu s vysokým obsahem tuku a vydrží až do oběda nebo večeře. Začněte lžící másla a dalším MCT olejem a dávku zvyšujte svým vlastním tempem.
2. Kávu, máslo a olej šlehejte sklenicí nebo tyčovým mixérem, dokud se nevytvoří pěna. K pití.

6 7. Ketogenní protein Mocha

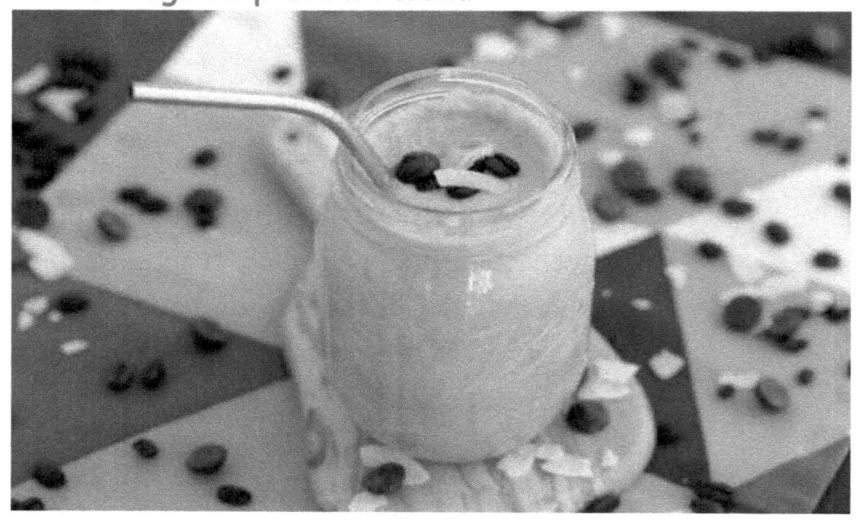

INGREDIENCE

- šálek (120 ml) silné kávy nebo 1 dávka espressa 1 polévková lžíce (15 ml) nesoleného másla
- 1 polévková lžíce (15 ml) MCT oleje (nebo kokosového oleje, i když je vhodnější použít MCT)
- $\frac{1}{4}$ šálku (60 ml) celého, ohřátého nebo odpařeného kokosového mléka
- 1 odměrka (20 g) náhrady jídla v prášku Chocolate Coconut Primal Fuel
- $\frac{1}{4}$ čajové lžičky (1 ml) neslazeného kakaového prášku Horká voda
- Špetka mleté skořice

- šlehačka nebo smetana z kokosového mléka (volitelně)

PŘÍPRAVA

1. Zkuste to po ranním tréninku nebo když zatoužíte po velmi drahé cukrové bombě z jídelny na rohu.
2. Kávu, máslo, olej, kokosové mléko, proteinový prášek a kakaový prášek smíchejte skleněným nebo ramenním mixérem, dokud nezpění. Pokud je nápoj příliš hustý, přidejte od polévkové lžíce po polévkovou lžíci trochu horké vody, dokud nezískáte požadovanou konzistenci.
3. Nalijte do horkého šálku a posypte špetkou skořice. Pokud chcete, přidejte trochu šlehačky.

6 8. ZELENÉ SMOOTHIE

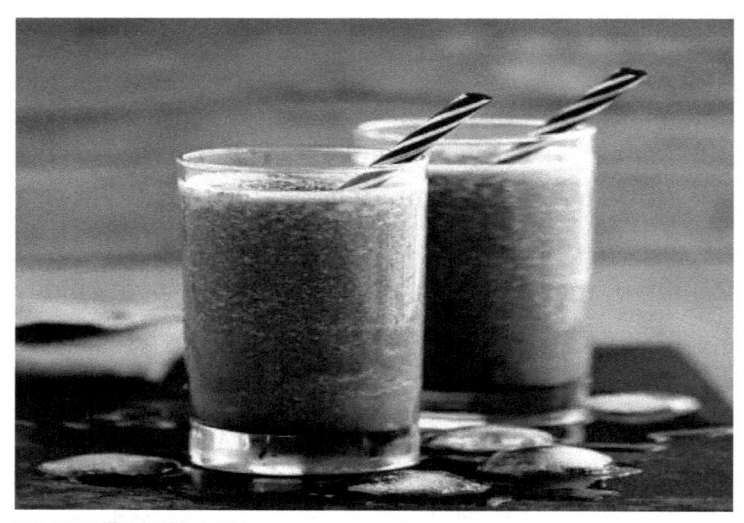

INGREDIENCE

- 1 plechovka (400 ml) plnotučného kokosového mléka
- 1 čajová lžička (5 ml) vanilkového extraktu
- Velká spousta zeleniny, jako je kapusta nebo špenát (asi 2 šálky)
- 1 polévková lžíce (15 ml) MCT oleje nebo kokosového oleje
- 2/3 šálku (150 g) drceného ledu
- 2 odměrky (42 g) práškové náhrady jídla Primal Fuel (Vanilla Coconut)

PŘÍPRAVA

1. Čokoláda Kokos; nebo normální syrovátkový proteinový prášek.
2. Když máte jen jednu minutu, je tato možnost fantastická a jednoduchá.
3. Nenechte si ujít příležitost vzít si bohatý příděl zeleniny.
4. Ve skleněném mixéru rozšlehejte kokosové mléko, vanilku, zeleninu, olej a led.
5. Přidejte proteinový prášek a míchejte při nízkém výkonu, dokud se nezapracuje. Sloužit.

6 9. SMOOTHIE Z ŘEPY A ZÁZVORU

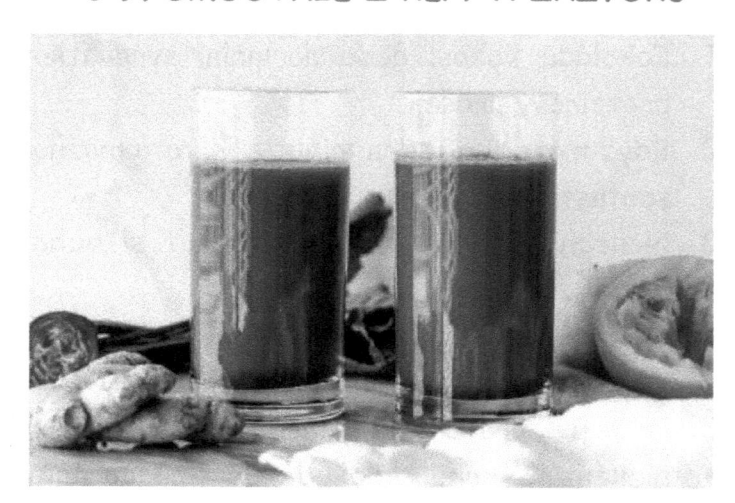

INGREDIENCE

- střední řepa (pečená řepa se snadněji šlehá, pokud je syrová, musí se nejprve nakrájet na kostičky)
- ¼ šálku (110 g) borůvek, čerstvých nebo mražených
- 1 šálek (250 ml) mandlového mléka nebo jiného neslazeného sušeného rostlinného mléka
- Velký svazek zeleniny, jako je kapusta nebo špenát (asi 2 šálky) 10 makadamových ořechů
- 3 cm kousek čerstvého zázvoru oloupaného a nakrájeného na kostičky 2 lžíce (30 ml) MCT oleje nebo kokosového oleje 5-10 kapek tekuté stévie, nebo podle chuti (volitelně)

- 2/3 šálku (150 g) drceného ledu

PŘÍPRAVA

1. Toto smoothie je plné antioxidantů, vitamínů a minerálů, což z něj dělá fantastický nápoj na regeneraci v těch dnech, kdy jste velmi intenzivně trénovali. Kromě toho makadamové ořechy a MCT olej poskytují dobré množství zdravých tuků.
2. Ve skleněném mixéru rozšlehejte červenou řepu, brusinky, mandlové mléko, zeleninu, makadamové ořechy, zázvor, olej a stévii. Druhý cyklus může být nezbytný, pokud se použije syrová řepa nebo pokud se makadamové ořechy vůbec nešlehá.
3. Přidejte led a vše šlehejte, dokud nebude směs homogenní.

7 0. SMOOTHIE ČEHOKOLIV

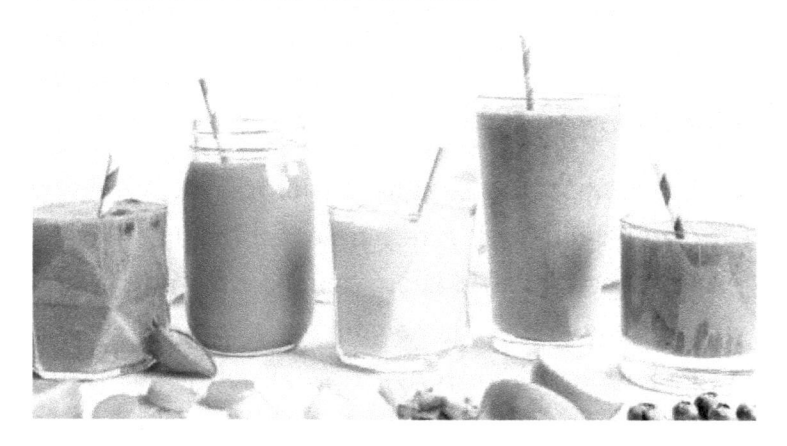

INGREDIENCE

- 3 šálky (50 g) kapustových listů
- šálek (120 ml) plnotučného kokosového mléka
- střední avokádo (přibližně ¼ šálku; 60 g) ¼ šálku (30 g) syrových mandlí
- 3 para ořechy
- šálek (30 g) čerstvých bylinek (viz poznámka)
- 2 odměrky práškové náhražky Chocolate Coconut Primal Fuel nebo normálního syrovátkového proteinového prášku
- 1 polévková lžíce (15 ml) kakaového prášku (pokud možno hořká čokoláda)
- 1 lžička (5 ml) mleté skořice
- 1 lžička (5 ml) himalájské růžové soli
- 2 nebo 3 kapky extraktu z máty peprné (volitelně)

- 1 nebo 2 šálky kostek ledu

PŘÍPRAVA

1. Toto smoothie je inspirováno jednou z oblíbených snídaní Bena Greenfielda, slavného triatlonisty a trenéra. Říkám tomu "smoothie of what", protože do lednice můžete dát všechno, co máte! Neváhejte upravit tento recept tak, aby obsahoval ořechy a bylinky, které máte. Je to skutečné jídlo plné kalorií a živin, takže pokud chcete, můžete si ho rozdělit na dvě porce.
2. Košík na vaření v páře umístěte do malého kastrolu s 2 nebo 3 cm vody na dně. Přiveďte vodu k varu a kapustu vařte pět minut.
3. Kapustu vložíme do mixéru. Přidejte kokosové mléko, avokádo, ořechy a bylinky. Beat na plný výkon po dobu třiceti sekund.
4. Přidejte proteinový prášek, kakaový prášek, skořici, sůl, extrakt z máty peprné a led a šlehejte, dokud nezískáte homogenní texturu.
5. V případě potřeby přidejte vodu, abyste získali požadovanou konzistenci.

7 1. ZLATÝ CHAI

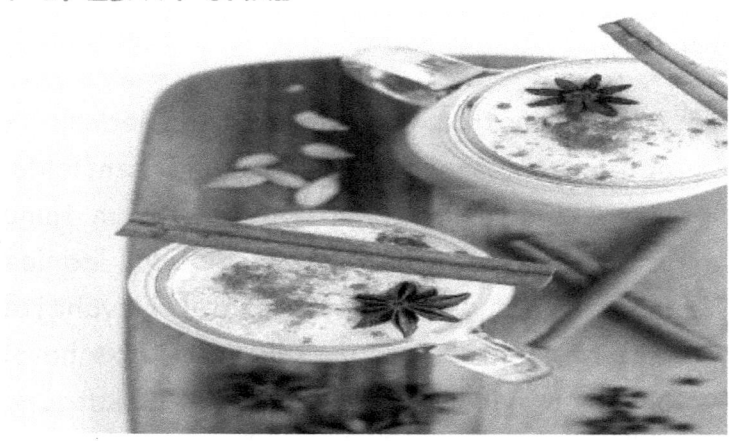

INGREDIENCE

- 1½ šálku (375 ml) sušeného ovocného mléka
- 1 čajová lžička (5 ml) mleté kurkumy
- 1 čajová lžička (5 ml) směsi koření chai
- lžička (2 ml) černého pepře
- lžička (2 ml) vanilkového extraktu
- 1 polévková lžíce (15 ml) kokosového oleje nebo MCT oleje
- 1 polévková lžíce (15 ml) kolagenového prášku (volitelně)
- 5-10 kapek tekuté stévie, nebo podle chuti

PŘÍPRAVA

1. Protože obsahuje kurkumu a zázvor, dvě protizánětlivé koření, mnoho lidí věří, že zlaté mléko nebo zlaté mléko má terapeutické vlastnosti. Tato verze přidala klasické chai koření. Horký šálek vám pomůže v noci relaxovat.
2. V hrnci bez varu zahřejte mléko z ořechů, kurkumy, chai koření a pepře. Vařte pomalu několik minut.
3. Přidejte vanilku, kokosový olej, kolagenový prášek (pokud je použit) a stévii.
4. Tyčovým mixérem dobře promíchejte, dokud se nevytvoří pěna. Ochutnejte a dolaďte sladkost stévií (aniž byste to přeháněli).

7 2. Vývar z kuřecích kostí

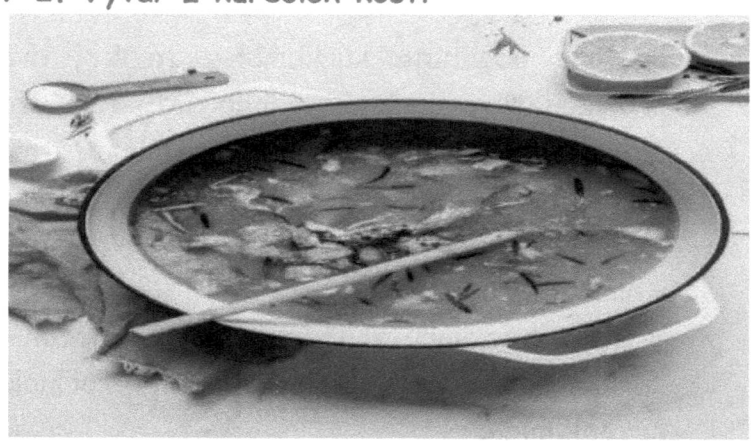

INGREDIENCE

- 4 šálky (300 až 400 g) kuřecích kostí nebo jatečně upravených těl 1,4 kg kuřete
- 2 nebo 3 šálky (150 až 300 g) rostlinných zbytků (viz Rada); nebo 1 velká cibule nakrájená na kostičky, se slupkou a kořenem, pokud je pěstována ekologicky, 2 řapíky celeru a 2 nakrájené mrkve, včetně 2 drcených stroužků česneku
- 1 polévková lžíce (15 ml) nakrájeného čerstvého zázvoru
- 10 kuliček černého pepře
- 1 bobkový list
- Čerstvé bylinky, jako je tymián nebo rozmarýn (volitelně)

PŘÍPRAVA

1. Postup 1: Kosti, zbytky zeleniny, česnek, zázvor, pepř a bobkový list dejte do velkého hrnce s takovým množstvím vody, aby pokryly všechny ingredience. Přiveďte k varu a když se zlomí k varu, snižte teplotu, aby se vařila. Vařte několik hodin, čím déle, tím lépe, sledujte hladinu vody a přidejte více tekutiny, pokud klesne příliš nízko.
2. Postup 2: Ingredience vložte do pomalého hrnce s dostatečným množstvím vody, aby byly dobře pokryty. Zakryjte a regulujte teplo na minimum. Nechte vařit alespoň osm hodin, i když výsledek bude lepší, když se bude vařit déle. Vývar můžete vařit dvacet čtyři hodin i déle.
3. Metoda 3: Vložte všechny ingredience do instantního hrnce nebo podobného elektrického tlakového hrnce a naplňte jej vodou (aniž byste překročili značku maximální úrovně). Zavřete víko a vařte dvě hodiny. Před otevřením hrnce nechte tlak přirozeně stoupnout.
4. Když je vývar hotový, přecedíme jemným sítkem a rychle zchladíme. Nejjednodušší způsob, jak to udělat, je nasadit zástrčku na

dřez a naplnit ho ledovou vodou do poloviny. Do ledové vody vložte kovovou misku nebo čistý kovový hrnec a přes cedník slijte vývar.
5. Když vývar vychladne, přendejte ho do čistých nádob (například sklenic se šroubovacím uzávěrem) a dejte do lednice, případně zamrazte, pokud neplánujete za pár dní použít.

7 3. OŘECHOVÉ MLÉKO

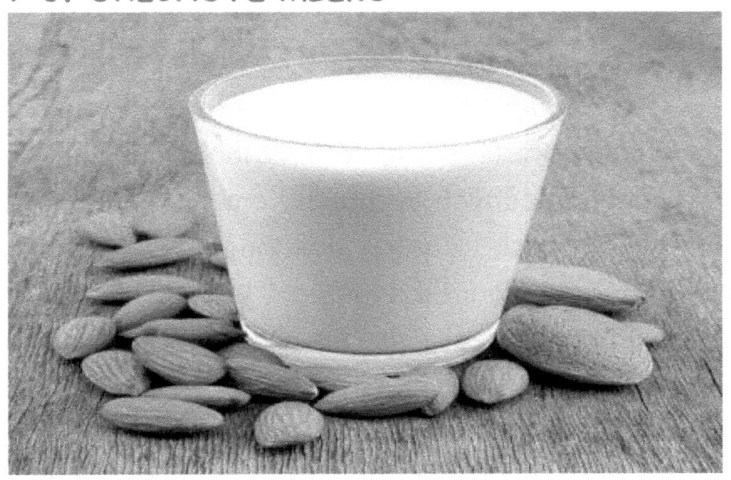

INGREDIENCE

- 1 šálek (100 g) syrových ořechů (mandle, lískové ořechy, kešu, pekanové nebo makadamové ořechy)
- 4 šálky (1 l) filtrované vody plus další množství na namáčení
- 1 čajová lžička (5 ml) vanilkového extraktu (volitelně)
- ¼ čajové lžičky (1 ml) soli (volitelně)
- lžička (2 ml) mleté skořice (volitelné) Keto dietní sladidlo, podle chuti (volitelné)

PŘÍPRAVA

1. Toto mléko je vynikající a může být fantastickou volbou pro nadšence ketogenní stravy, kteří se chtějí vyhnout konzumaci mnoha mléčných výrobků. Komerční ořechová mléka však často obsahují nepřijatelné přísady a sladidla. Naštěstí je příprava velmi snadná a můžete použít ořechy, které máte po ruce.
2. Ořechy vložte do skleněné misky nebo sklenice a zcela je zalijte filtrovanou vodou. Nechte je uležet při pokojové teplotě alespoň čtyři hodiny, i když bude lepší mít je osm hodin nebo přes noc (až dvacet čtyři hodin).
3. Ořechy scedíme a omyjeme. Vložte je do sklenice mixéru a rozšlehejte je na maximální výkon se čtyřmi šálky filtrované vody, aby vznikla homogenní pasta.
4. Přeceďte přes tenkou utěrku nebo čistou utěrku. Vymačkejte dužinu, abyste odstranili co nejvíce mléka (viz Tip).
5. Pokud se rozhodnete přidat některou z volitelných přísad, opláchněte sklenici, nalijte mléko a volitelné přísady a šlehejte, dokud nezískáte homogenní texturu.

6. Sušené mléko přendejte do vzduchotěsné nádoby a uložte do lednice. Potrvá pět dní.

7 4. NÍZKOTUČNÝ MAC A SÝR

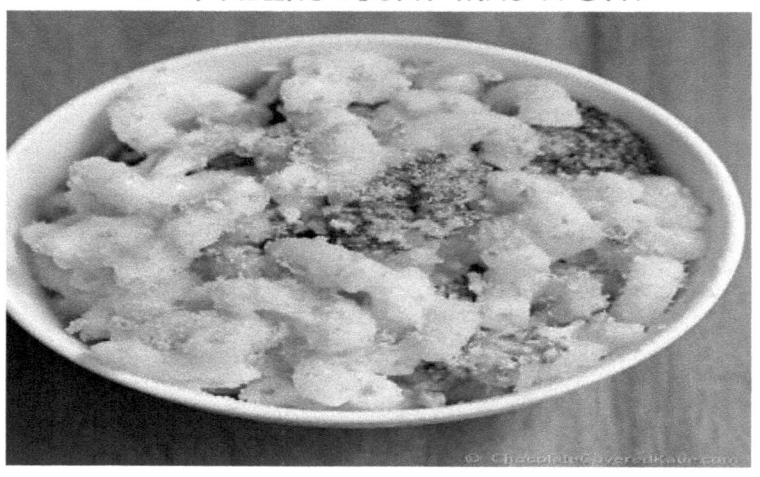

INGREDIENCE

- .1 1/2 t. makaronů uvařených a scezených.
- 1 malá cibule, nakrájená.
- 9 plátků, 2/3 oz silného nízkotučného sýra čedar.
- 1 12 oz plechovka odpařeného odstředěného mléka.
- 1/2 t. kuřecí vývar s nízkým obsahem sodíku.
- 2 1/2 lžíce (y) lžíce pšeničné mouky kolem
- 1/4 lžičky worcesterské omáčky.
- 1/2 lžičky suché hořčice.
- 1/8 lžičky pepře.
- 3 lžíce strouhanky.
- 1 polévková lžíce margarínu, změkčeného

PŘÍPRAVA

2. Do hluboké zapékací mísy vystříkané rostlinným olejem rozprostřete 1/3 makaronů, 1/2 cibule a sýr. Vrstvy opakujte a zakončete makarony. Mléko, vývar, mouku, hořčici, worcesterskou omáčku a pepř šlehejte, dokud se nespojí. Nalijte přes vrstvy. Smíchejte strouhanku a margarín, poté posypte navrch. Pečte odkryté při 375 stupních 30 minut, dokud nebudou horké a bublající.

DRESINKY, PASTITY A TEPLÉ I STUDENÉ OMÁČKY

7 5. FALEŠNÁ ARAŠÍDOVÁ OMÁČKA

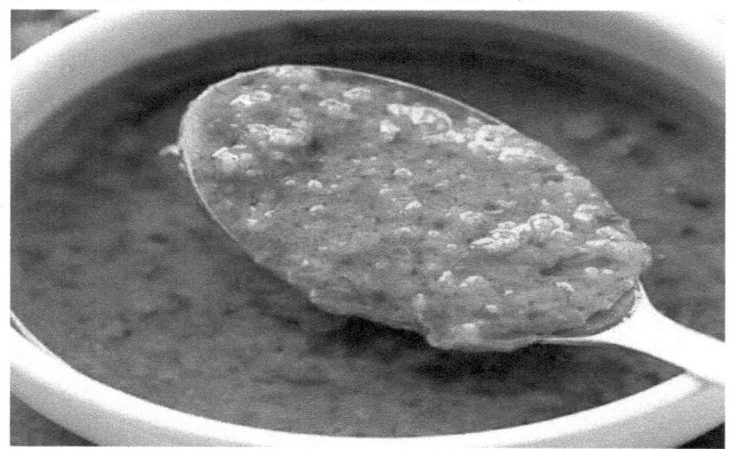

INGREDIENCE

- šálek (120 g) syrového mandlového másla
- šálek (120 g) plnotučného kokosového mléka
- 2 velké stroužky česneku nakrájené na plátky
- Šťáva z 1 malé limetky
- 2 polévkové lžíce (30 ml) tamari (bezlepková sójová omáčka)
- 1 polévková lžíce (15 ml) nastrouhaného čerstvého zázvoru
- lžíce (8 ml) praženého sezamového oleje (viz poznámka)

- lžíce (8 ml) avokádového oleje
- ¼ lžičky (1 ml) nakrájené červené papriky (volitelně)

PŘÍPRAVA

1. Miluji arašídovou omáčku k zelenině, kuřecímu masu a krevetám. Mnoho nadšenců paleolitické a ketogenní stravy se však snaží vyhýbat arašídům kvůli problémům s alergií, protože technicky jde o luštěninu, nikoli o sušené ovoce. Kromě toho poskytují více sacharidů než jakékoli sušené ovoce nebo semena. Naštěstí je tato arašídová omáčka připravená s mandlovým máslem stejně dobrá jako originál a neobsahuje žádná přidaná sladidla. Snažte se to nesníst všechno na jedno posezení!
2. Všechny ingredience smíchejte ve střední misce nebo použijte malý kuchyňský robot nebo ruční mixér. Uchovávejte v chladničce ve vzduchotěsné nádobě. Potrvá to dva až tři dny.

7 6. MAJONÉZOVÝ DRESINK PRIMAL KITCHEN A MODRÝ SÝR

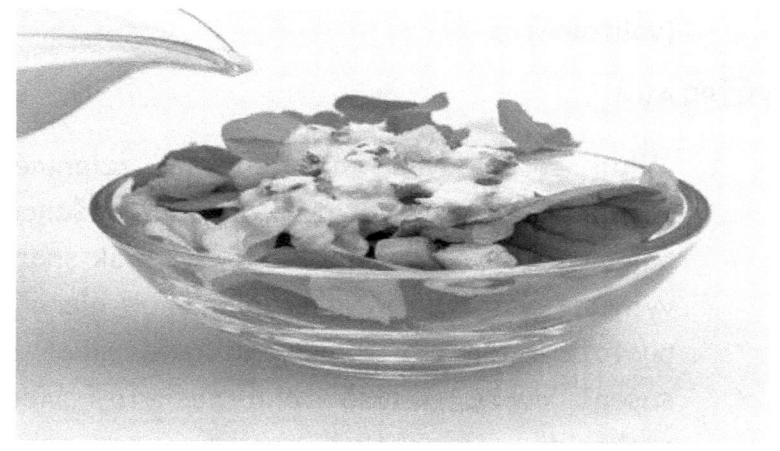

INGREDIENCE

- šálek (120 g) majonézy Primal Kitchen ½ citronové šťávy
- ¼ šálku (60 ml) plnotučného kokosového mléka nebo husté smetany
- ¼ lžičky (1 ml) černého pepře nebo více, pokud je potřeba ¼ šálku (60 ml) rozdrobeného modrého sýra
- Sůl (volitelné)

PŘÍPRAVA

1. Možná nejsem moc nestranná, ale majonéza Primal Kitchen patří mezi oblíbené produkty mé spíže. Navíc jeho intenzivní chuť je pro tento recept jako stvořená. Můžete také použít domácí majonézu nebo jinou balenou majonézu, pokud najdete nějakou bez polynenasycených olejů, i když možná budete muset upravit aroma, abyste získali požadovanou chuť.
2. Metličkou tyčinek smícháme majonézu, citronovou šťávu, kokosové mléko a pepř.
3. Přidejte nivu a dobře promíchejte. Zkuste přidat sůl a více pepře, pokud chcete.

7 7. PERFECT VINAIGRETTE (S VARIANTAMI)

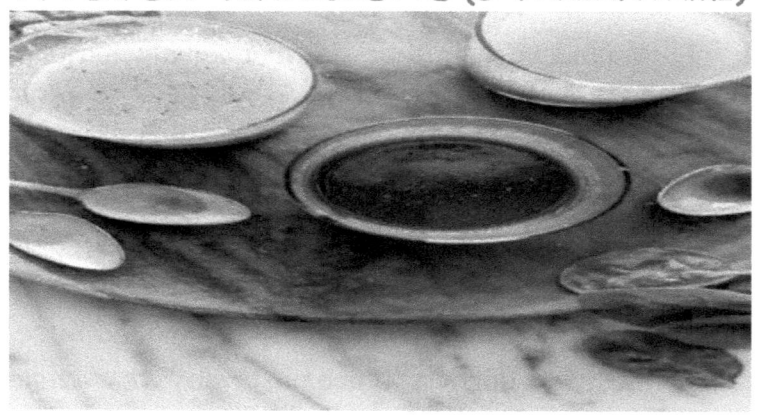

INGREDIENCE

- 1 malá velmi nakrájená šalotka
- 3 polévkové lžíce (45 ml) jablečného octa
- lžička (1 ml) košer soli
- lžička (1 ml) černého pepře ½ lžičky (2 ml) dijonské hořčice
- ¾ šálku (180 ml) extra panenského olivového oleje

PŘÍPRAVA

1. Téměř všechny průmyslové salátové dresinky obsahují polynenasycené oleje, které podporují zánět. Naštěstí je jejich domácí příprava rychlá a snadná a představuje skvělý způsob, jak do jídla přidat zdravé tuky.
2. V malé sklenici s víčkem smíchejte šalotku, ocet, sůl a pepř.
3. Přidejte hořčici a olivový olej. Láhev pevně uzavřete a důkladně protřepejte.

Varianty

- Citronová vinaigrette: nahraďte ocet ekvivalentním množstvím čerstvě vymačkané citronové šťávy a přidejte 1 polévkovou lžíci (15 ml) citronové kůry.
- Řecký dresink: přidejte 1 lžičku (4 ml) sušeného oregana, sušenou bazalku a mletý česnek.

7 8. "SÝR" Z MAKADAMIE A PAŽITKY

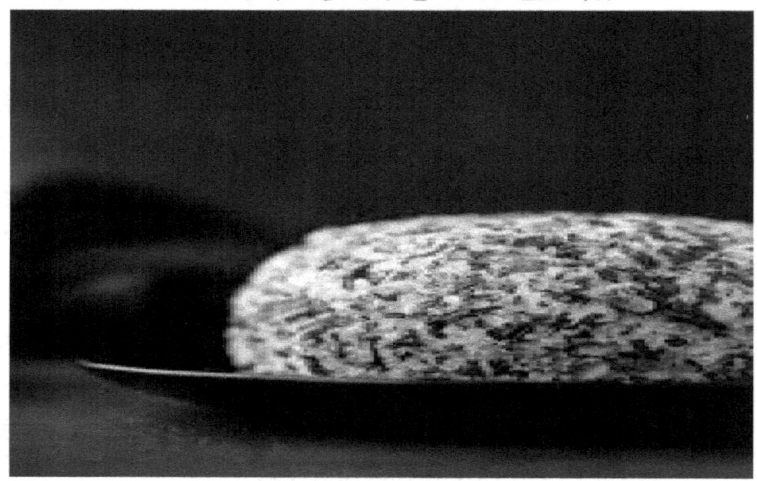

INGREDIENCE

- 2 šálky (250 g) syrových makadamových ořechů
- 2 polévkové lžíce (30 ml) čerstvě vymačkané citronové šťávy
- lžička (1 ml) jemné mořské soli
- lžička (1 ml) černého pepře
- lžička (1 ml) cibulového prášku
- lžička (1 ml) mletého česneku
- 1 nebo 2 polévkové lžíce (15 až 30 ml) horké vody
- 3 nebo 4 polévkové lžíce (45 až 60 ml) nakrájené čerstvé pažitky

PŘÍPRAVA

1. "Sýr" z ořechů je fantastickou volbou pro nadšence keto diety, kteří netolerují mnoho mléčných výrobků, ale přesto milují lahodnou krémovost sýra. Tento recept používá makadamové ořechy, ale lze použít i jiné ořechy. Kešu jsou velmi univerzální, i když obsahují více sacharidů (viz recept na základní kešu krém. Vždy začínejte se syrovými ořechy, protože pražené druhy obvykle obsahují nepřijatelné oleje.
2. Skleněným mixérem nebo kuchyňským robotem prošlehejte makadamové ořechy s citronovou šťávou, solí, pepřem, cibulovým práškem a mletým česnekem, dokud se nevytvoří hustá pasta a klopýtne. V případě potřeby poškrábejte stěny.
3. Při běžícím mixéru nebo kuchyňském robotu po troškách přilévejte vodu, dokud směs nezíská požadovanou konzistenci. Může být zastaven, když má "sýr" stále lehkou texturu, nebo pokračovat v šlehání, dokud není velmi homogenní.
4. Nasypte pažitku a několikrát stiskněte spínač, aby se vše promíchalo.

7 9. PESTO Z MRKVOVÝCH LISTŮ

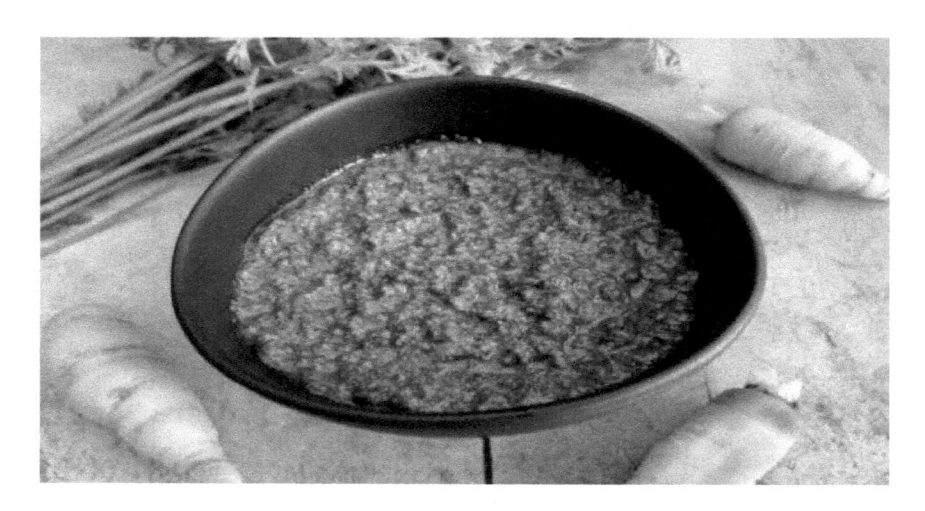

INGREDIENCE

- 1 šálek (30 g) mrkvových listů a stonků
- šálek (30 g) syrových makadamových ořechů
- šálek (30 g) syrových lískových ořechů
- 1 rozdrcený malý stroužek česneku
- ¼ šálku (25 g) strouhaného parmazánu
- šálek (180 g) extra panenského olivového oleje Sůl a pepř

PŘÍPRAVA

1. Listy mrkve jsou velmi podceňovány. Ten si většinou nechávám na přidání do hrnce, když dělám vývar z kostí, ale pokud mám vývaru dost, připravím si trochu tohoto pesta.
2. V malém kuchyňském robotu šlehejte listy mrkve, ořechy, česnek a sýr, dokud se dobře nepromíchají. Poškrábejte stěny mísy.
3. Při běžícím kuchyňském robotu postupně přilévejte olivový olej, dokud pesto nezíská požadovanou konzistenci. Zkuste sůl a pepř.

80. MÁSLO S CHILLI PAPRIČKOU A SLANINOU

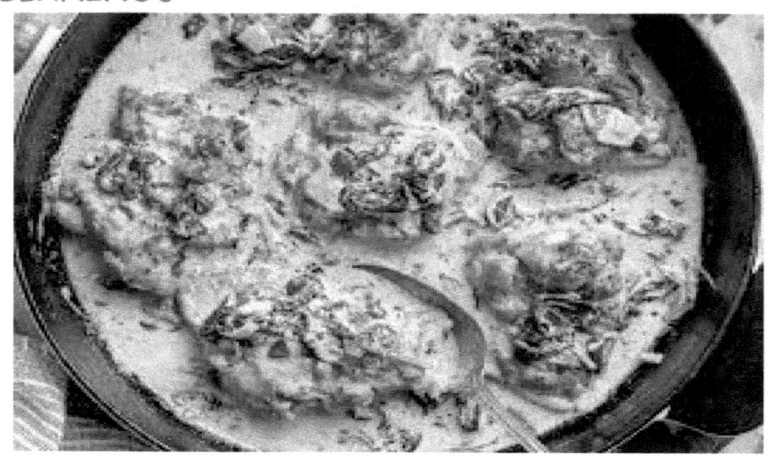

INGREDIENCE

- 2 plátky slaniny (ne příliš silné)
- hrnek (100 g) nesoleného másla pokojové teploty 1 stroužek česneku nakrájený na velmi tenké plátky
- lžička (2 ml) sladké papriky
- lžička (2 ml) pálivé papriky
- lžička (2 ml) drceného sušeného oregana
- ¼ lžičky (1 ml) mletého kmínu
- 1/8 čajové lžičky (0,5 ml) cibulového prášku ½ čajové lžičky (2 ml) košer soli
- ¼ lžičky (1 ml) černého pepře

PŘÍPRAVA

1. Ano, čtete správně; Tento recept kombinuje dva naše oblíbené produkty, slaninu a máslo. Skvěle se rozpouští na šťavnatém steaku nebo na talíři míchaných vajec. V den, kdy se rozhodnete přijmout více sacharidů, to pro změnu vyzkoušejte s krevetovými špízy, pečenou růžičkovou kapustou nebo velmi horkým sladkým bramborem.
2. Slaninu opékejte asi tři minuty na pánvi, dokud nebude křupavá. Přeneste ji na list papírových utěrek, abyste ji osušili. Tuk ze slaniny si rezervujte pro použití v jiném receptu.
3. Máslo nakrájejte na kousky a dejte je do malé misky. Rozdrťte je vidličkou.
4. Přidejte česnek, sladkou a pikantní papriku, oregano, kmín, cibulový prášek, sůl a pepř a dobře promíchejte.
5. Slaninu rozdrobte nebo nakrájejte. Přidejte ji k máslu a promíchejte.
6. Máslovou směs rozetřeme na kus pečícího papíru asi 30 cm Vytvarujeme válec a pevně svineme. Otočením konců ji zavřete.
7. Máslo uchovávejte do použití v lednici (lze i zmrazit).

8 1. PAŠTIKA Z KUŘECÍCH JATER

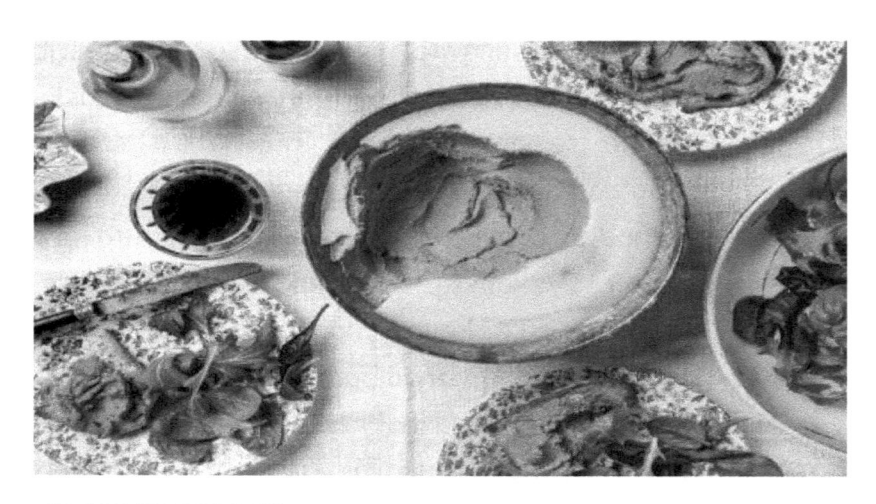

INGREDIENCE

- 225 g kuřecích jater
- 6 lžic (85 g) másla
- 2 polévkové lžíce (30 ml) tuku ze slaniny
- malá cibule nakrájená na kroužky 1 velký stroužek česnekový filet
- 2 polévkové lžíce (30 ml) červeného vinného octa
- 1 polévková lžíce (15 ml) balzamikového octa
- 1 čajová lžička (5 ml) dijonské hořčice
- lžíce (75 ml) čerstvě nakrájeného rozmarýnu Sůl a pepř podle chuti
- Vločky soli (typ Maldon) na ozdobu

PŘÍPRAVA

1. Játra jsou jednou z nejzdravějších potravin, které existují, a tak je škoda, že mají tak špatnou pověst. Snad vám tato chutná paštika pomůže změnit názor na toto hvězdné jídlo. Může se jíst s celerovými větvemi, plátky okurky nebo červené papriky. A to i s plátky jablek.
2. Odstraňte vláknité části jater. Dvě polévkové lžíce (30 ml) másla a slaniny rozpusťte na středním plameni na střední pánvi. Přidejte cibuli a játra a opékejte šest až osm minut.
3. Vsypte česnek a ještě minutu restujte. Trochu snižte teplotu a přidejte dva druhy octa, hořčici a rozmarýn. Vařte asi pět minut, dokud se téměř všechna tekutina neodpaří a játra nejsou dobře propečená.
4. Přesuňte celý obsah pánve do kuchyňského robota. Několikrát stiskněte spínač, aby se vše promíchalo. Oškrábejte stěny mísy a přidejte dvě lžíce (30 g) másla. Zpracujte, dokud nezískáte jednu zcela homogenní texturu. Znovu poškrábejte stěny mísy. Přidejte další dvě lžíce (30 g) másla a zpracujte, dokud nezíská dokonale homogenní strukturu.

5. Zkuste sůl a pepř. Těstoviny přendejte do jednotlivých misek a zakryjte průhlednou fólií. Uchovávejte v lednici. Před podáváním posypte každou misku trochou vloček mořské soli.

8 2. KOKOSOVÉ MÁSLO

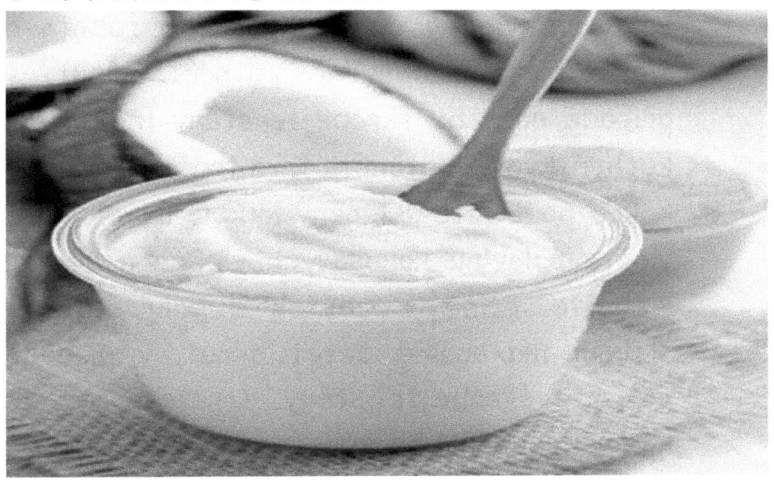

INGREDIENCE

- 4 šálky (350 až 400 g) neslazených kokosových vloček

PŘÍPRAVA

1. Pokud jste kokosové máslo nikdy nezkoušeli, čeká vás příjemné překvapení. Můžete ho přidat do kávy nebo smoothie, smíchat s kořenovou zeleninou, použít do kari pokrmů nebo ho jíst namazaný v silné vrstvě na plátcích jablka či kousku hořké čokolády. Kromě toho je hlavní složkou tukových čerpadel. Láhev budete chtít mít vždy po ruce!

2. Pokud používáte kuchyňský robot: Vložte kokosové vločky do kuchyňského robota a šlehejte je maximálně patnáct minut, v případě potřeby škrábejte stěny (některým kuchyňským robotům to trvá trochu déle).
3. Pokud používáte skleněný mixér: Do sklenice vložte polovinu kokosových vloček a minutu šlehejte. Přidejte zbytek a pokračujte v šlehání maximálně deset minut, v případě potřeby škrábejte stěny. Ujistěte se, že mixér není příliš horký!
4. Kokosové máslo přendejte do vzduchotěsné nádoby, dokud nebude připraveno k použití (může být skladováno při pokojové teplotě). V případě potřeby ji před podáváním na pět až deset sekund ohřejte v mikrovlnné troubě.
5. U obou metod projde kokosové máslo třemi fázemi. Nejprve se velmi rozdrobí, poté se z něj stane granulovaná kapalina a nakonec získá homogenní texturu. Pokud si nejste jisti, že je proces dokončen, zkuste to. Hotový výrobek by měl být homogenní a mírně granulovaný, jako je čerstvě namleté ořechové máslo.

8 3. PAŠTIKA Z UZENÉHO LOSOSA

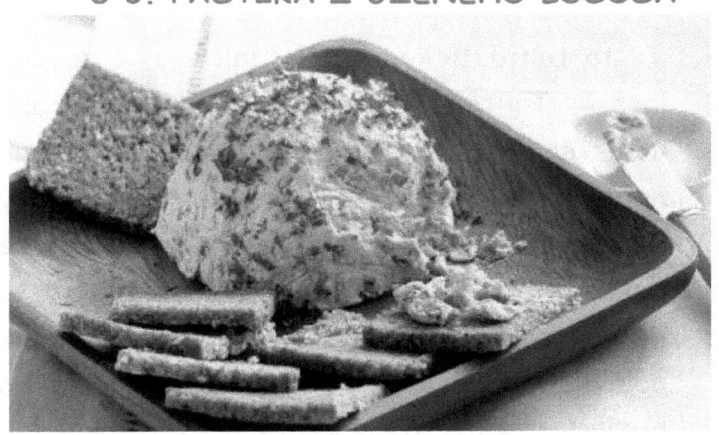

INGREDIENCE

- 4 lžíce (60 g) másla pokojové teploty
- 1 polévková lžíce (15 g) extra panenského olivového oleje
- 2 polévkové lžíce (30 ml) nasekané čerstvé pažitky
- 2 polévkové lžíce (30 ml) sušených kapar (30 ml)
- 2 polévkové lžíce (30 ml) čerstvě vymačkané citronové šťávy
- 225 g vařeného filetu z lososa, bez kostí a kůže
- 115 g uzeného lososa nakrájeného na malé kostičky Podle chuti osolíme a opepříme

PŘÍPRAVA

1. Je to fantastický způsob, jak využít zbytky lososa. Tento přípravek plný zdravých tuků můžete užívat ke snídani, obědu či večeři nebo jako zdravou svačinku. Je hotový během pár minut, ale chutná tak dobře, že dokáže zapůsobit na strávníky té nejvybranější večeře. Položte několik polévkových lžic na listy čekanky nebo endivie, abyste to elegantně prezentovali.
2. Ve střední misce smíchejte máslo a olivový olej vidličkou. Přidejte pažitku, kapary a citronovou šťávu.
3. Uvařeného lososa rozdělte vidličkou na malé kousky a přidejte do máslové směsi. Přidejte uzeného lososa a dobře promíchejte, lehce ho rozdrťte. Naplňte misku, přikryjte a uložte do chladničky až do podávání paštiky.

8 4. OLIVA S OŘECHY

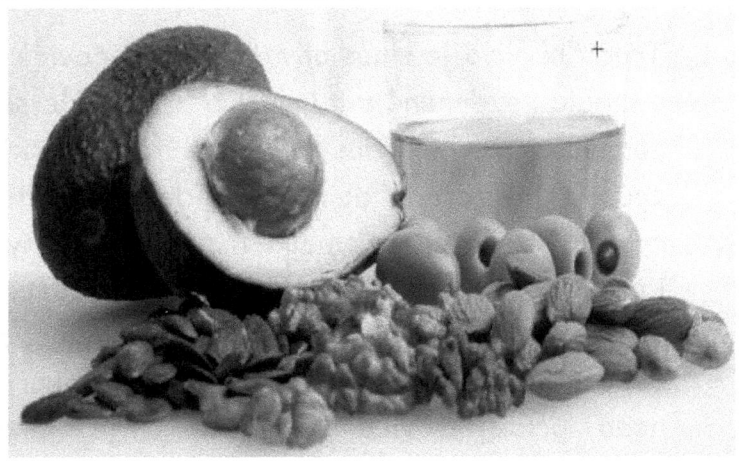

INGREDIENCE

- 1 šálek (250 ml) vykostěných oliv (použijte směs zelených a černých)
- 2 filety ančoviček na olivovém oleji (viz Tip)
- šálek (60 ml) nasekaných vlašských ořechů 1 prolisovaný stroužek česneku
- 1 polévková lžíce (15 ml) scezených kaparů
- 1 polévková lžíce (15 ml) nasekané čerstvé bazalky
- 3 polévkové lžíce (45 ml) extra panenského olivového oleje

PŘÍPRAVA

1. Tradiční oliva je směs oliv, kaparů, ančovičky a cibule rozdrcené v admirality a obvykle se podává s malými tousty. Je to fantastický způsob, jak zařadit do našeho jídelníčku tyto rybičky bohaté na omega mastné kyseliny. Křupavý nádech ořechů nahrazuje toasty. Tuto olivu podávejte na plátcích okurky nebo červené papriky, potřete jí upečené kuře nebo přidejte více olivového oleje jako dresink na salát.
2. V malém kuchyňském robotu (nebo v sirupu) smíchejte ingredience a desetkrát stiskněte spínač. Oškrábejte stěny misky a pokračujte v lisování, dokud oliva nezíská požadovanou konzistenci.
3. Vložte do misky, zakryjte průhlednou fólií a dejte do lednice až do podávání.

HLAVNÍ KURZY

8 5. POMALÝ HRNEC CARNITAS

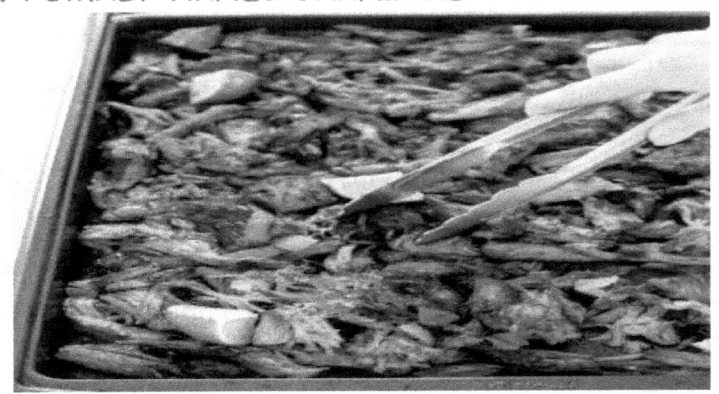

INGREDIENCE
- 1 čajová lžička (5 ml) košer soli
- 1 lžička (5 ml) mletého kmínu
- 1 čajová lžička (5 ml) sušeného oregana
- lžička (2 ml) černého pepře 1 vykostěná vepřová plec (1,8 kg)
- 1 šálek (250 ml) kuřecího nebo hovězího vývaru 1 pomeranč nakrájený na tenké plátky
- Velmi nakrájená cibule
- Čerstvý koriandrový řez
- Nakrájené avokádo
- Na tenké plátky nakrájené ředkvičky
- Limetkové klínky
- Prsteny Jalapeño

- Listy salátu nebo kapusty

PŘÍPRAVA

1. Pokud mě čeká náročný týden, v neděli připravuji carnitas na celý týden. Nejlepší způsob, jak je ohřát, je dát je na plech pod gril.
2. V malé misce smíchejte sůl, kmín, oregano a pepř. Maso zbavte přebytečného tuku (máme zájem na tom, aby si nějaký tuk ponechal, proto bude nutné odstranit pouze velké kusy). Maso potřeme směsí soli a koření.
3. Přidejte vývar na dno pomalého hrnce. Vložte maso dovnitř a zakryjte plátky pomeranče. Vařte ji osm až deset hodin při nízké teplotě (upřednostňovaná možnost) nebo šest hodin při vysoké teplotě.
4. Maso opatrně vyjměte z pomalého hrnce a vyhoďte plátky pomeranče. Dvěma vidličkami nakrájejte maso.
5. Nakrájené maso podle potřeby rozprostřeme na talíř nebo zapékací misku. Zapněte gril na nízkou teplotu a rošt trouby umístěte asi 10 cm od ohně. Položte masovou misku pod gril a nechte ji křupat, dávejte pozor, aby se nepřipálila.
6. Rozdělte na porce a podávejte s volitelnými přísadami. Pokud chcete, podávejte s

hlávkovým salátem nebo listy zelí, abyste si připravili paleolitické tacos.

8 6. MÍCHANÁ VEJCE S KAPUSTOU

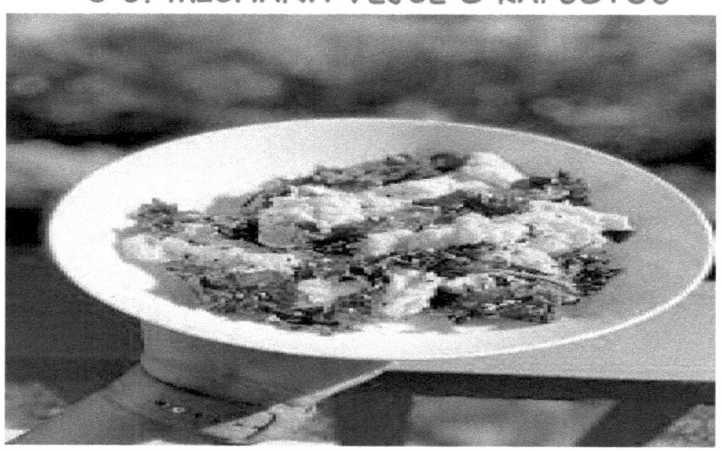

INGREDIENCE

- 2 polévkové lžíce (30 ml) slaniny nebo avokádového oleje
- šálek (50 g) nakrájené červené cibule a 40 g nakrájené červené papriky 1 stroužek česneku filet
- 1 polévková lžíce (5 g) sušených nebo pečených rajčat (viz poznámka) 2 šálky (475 g) carnitas v pomalém hrnci
- 1 čajová lžička (5 ml) košer soli
- 1 čajová lžička (5 ml) sušeného oregana
- ¾ lžičky (4 ml) mletého kmínu Čerstvě mletý černý pepř
- 2 šálky (30 g) nakrájených listů kapusty (½ svazku) ½ citronové šťávy
- 1/3 šálku (30 g) strouhaného sýru čedar

PŘÍPRAVA

1. Je to skvělý způsob, jak využít zbytky carnitas k přípravě dalšího jídla. Miluji snídani, když nemám chuť na vejce.
2. Rozehřejte slaninu ve velké pánvi na středním plameni. Nalijte cibuli a pepř. Smažte pět minut, dokud zelenina nezačne měknout. Přidejte česnek a smažte ještě jednu minutu.
3. Přidejte rajčata a maso. Míchejte do horka.
4. V malé misce smíchejte sůl, oregano, kmín a pepř. Přidejte do pánve a dobře promíchejte.
5. Vsypte nakrájenou kapustu (může být třeba dvakrát, podle velikosti pánve). Když kapusta začne měknout, přidejte citronovou šťávu a dobře promíchejte.
6. Rovnoměrně posypeme sýrem, stáhneme oheň a přikryjeme.
7. Vařte, dokud se sýr nerozpustí (pokud je pánev vhodná do trouby, lze ji umístit pod gril, aby se vršek zhnědl).
8. Rozdělte na dvě porce a podávejte.

87. FALEŠNÝ KUBÁNSKÝ SENDVIČ

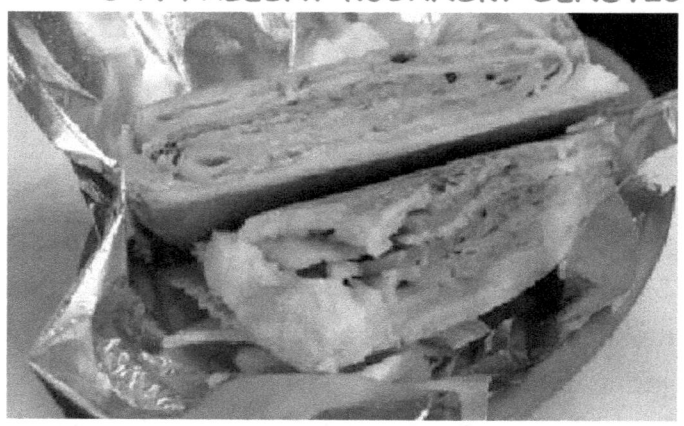

INGREDIENCE

- 1 čajová lžička (5 ml) avokádového oleje
- 4 šálky (1 kg) carnitas v pomalém hrnci
- 1 čajová lžička (5 ml) košer soli
- Čerstvě mletý černý pepř
- ½ limetkové šťávy
- 1 šálek (250 ml) nakrájené okurky (normální nebo kořeněné, ne sladké)
- 6 tenkých plátků vařené šunky (nejlepší možné kvality)
- 3 polévkové lžíce (45 ml) dijonské hořčice
- 2 šálky (180 g) strouhaného švýcarského sýra

PŘÍPRAVA

1. Další fantastický nápad, jak využít zbytky carnitas. Tato varianta tradičního kubánského sendviče eliminuje chléb a zanechává to nejlepší: lahodnou náplň. Jezte ho nožem a vidličkou nebo ho zabalte do kapustových listů.
2. Umístěte rošt trouby do vzdálenosti 10 až 15 cm od grilu a zapněte jej na minimální teplotu. Avokádovým olejem trochu namažte plech trouby nebo misku připravenou na grilování. Nakrájené vepřové maso rozprostřete na vrstvu asi 2 cm. Okořeníme a pokapeme limetkovou šťávou. Vložte pod gril a grilujte asi dvě minuty, dokud povrch nezačne hnědnout.
3. Vyjměte plech z trouby bez vypnutí grilu. Položte plátky okurky a poté šunku. Zadní stranou lžíce nebo stěrky opatrně rozetřete hořčici na plátky šunky. Na šunku nasypeme sýr v homogenní vrstvě.
4. Plech vložíme zpět pod gril na jednu až dvě minuty, aby se část výše propekla. Sledujte sýr, aby se rozpustil a začal bublat a hnědnout, aniž by se připálil.

8 8. MLETÉ MASO Z KAVEREN S MÁSLOVÝMI MANDLEMI

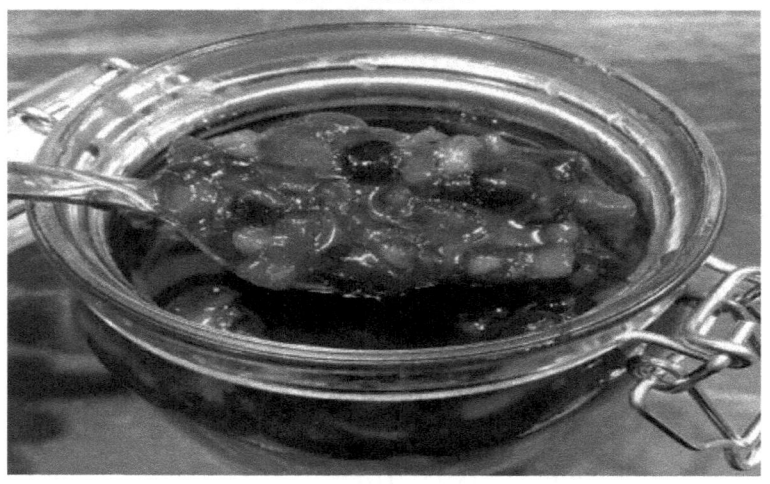

INGREDIENCE

- 700 g mletého hovězího masa
- 1 lžička (5 ml) himalájské růžové soli
- lžička (2 ml) mletého pepře
- lžička (2 ml) mleté skořice
- šálek (120 ml) syrového mandlového másla

PŘÍPRAVA

1. U tak jednoduchého receptu je nejdůležitější kvalita surovin. Doporučuji mleté maso wagyu, druh japonské krávy podobné Kobe (pokud ji neseženete v obchodech ve vašem okolí, můžete si ji objednat online). Na první pohled se tento recept může zdát trochu zvláštní, ale zkuste ho příště, až budete muset dlouho odolávat. Tento pokrm vám dodá spoustu energie a pocit prodloužené sytosti, který vám umožní udělat si šestihodinovou procházku deštným pralesem. Pokud jste na řadě vařit, vynásobte ingredience pěti, abyste nakrmili spolužáky.
2. Na střední pánvi opékejte maso na středním plameni šest až osm minut, dokud nebude dobře propečené. Přidejte sůl, pepř a skořici. Dobře promíchejte.
3. Po lžících přidejte mandlové máslo a intenzivně míchejte. Po dobrém zapracování odstavte z ohně. Rozdělte do čtyř misek a ihned podávejte.

8 9. LEHKÝ TUŇÁK DUŠENÝ S BYLINKOVÝM A LIMETKOVÝM DRESINKEM

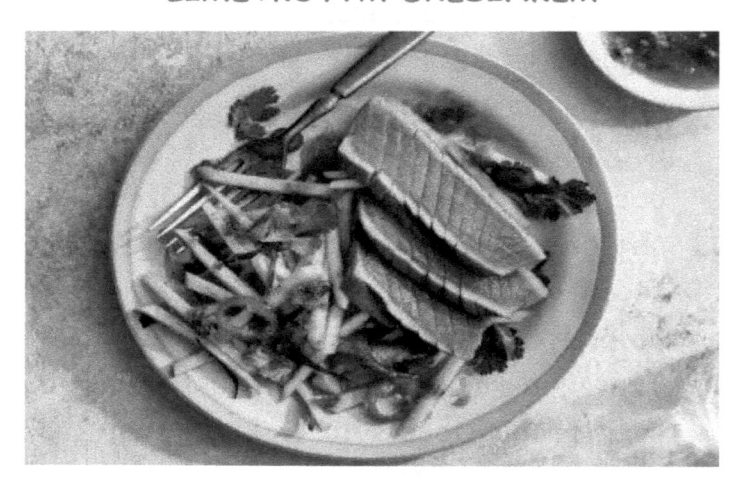

INGREDIENCE
- 170 g světlého steaku z tuňáka na sushi
- Mořská sůl
- Čerstvě mletý černý pepř
- 2 polévkové lžíce (30 ml) avokádového oleje

Bylinky + Lima šaty
- 1 šálek (150 g) čerstvého koriandru
- 1 šálek (150 g) čerstvé petrželky
- 1 čajová lžička (5 ml) limetkové kůry
- Šťáva ze 2 malých limetek (1½ až 2 polévkové lžíce; 25 ml)
- 2 polévkové lžíce (30 ml) tamari (bezlepková sójová omáčka)

- 1 polévková lžíce (15 ml) praženého sezamového oleje
- 1 stroužek česneku, nakrájený na tenké plátky nebo drcený
- 2,5 cm kousek čerstvého zázvoru, nakrájený najemno nebo nastrouhaný
- ½ šálku (60 až 120 ml) extra panenského olivového oleje nebo avokádového oleje Špetka červené papriky na malé kousky (volitelně)

PŘÍPRAVA

1. Příprava lehkého pečeného tuňáka se může zdát obtížná, ale není. Pokud chcete rychlé a jednoduché jídlo, které zapůsobí na vaše hosty, je to ideální. Tuňáka podávejte s jednoduchým zeleným salátem.
2. Steak z tuňáka nakrájejte na dvě nebo tři podlouhlé obdélníkové porce. Obě strany každého kousku opepřete.
3. Koriandr a petržel dejte do malého kuchyňského robota (viz poznámka). Nasekejte bylinky. Přidejte kůru a limetkovou šťávu, tamari, sezamový olej, česnek a zázvor. Stiskněte několikrát spínač, aby se dobře promíchal. Poškrábejte stěny mísy.
4. Při běžícím robotu pomalu přilévejte olivový olej. Znovu poškrábejte stěny a několikrát stiskněte

spínač. Pokud je omáčka příliš hustá, přidejte další olej, dokud nedosáhnete požadované konzistence.
5. Ve velké pánvi rozehřejte avokádový olej na středně vysokou teplotu, dokud nebude docela horký. Jemně vložte tuňáka do oleje a jednu minutu z každé strany bez hnutí opékejte. Tuňák bude uprostřed růžový. Pokud chcete udělat více, budete muset dobu vaření o něco prodloužit.
6. Tuňáka vyjměte z pánve, nakrájejte na kousky silné asi 15 mm, přidejte dresink a podávejte.

9 0. PLNĚNÁ RAJČATA

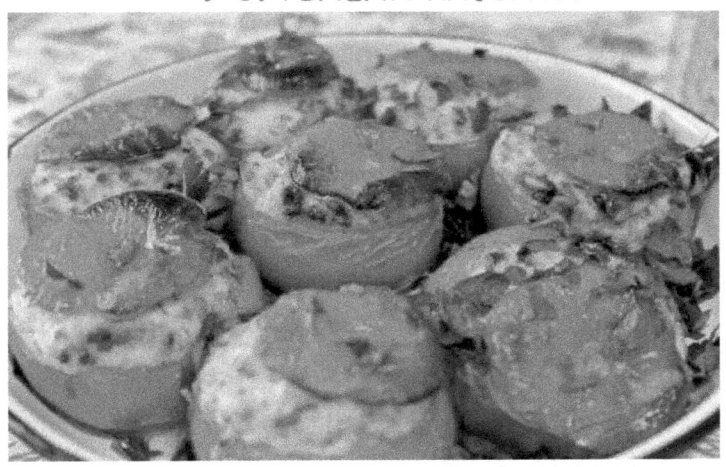

INGREDIENCE

- 6 středních rajčat
- 225 g mletého hovězího masa
- 1 čajová lžička (5 ml) sušené bazalky
- ½ čajové lžičky (2 ml) košer soli
- lžička (1 ml) černého pepře 6 středních vajec

PŘÍPRAVA

1. Tento jednoduchý recept je lepší, pokud je připraven s rajčaty čerstvými ze zahrady. Pokud chcete, můžete použít krůtí nebo kuřecí maso a dokonce i jehněčí.
2. Předehřejte troubu na 200 ° C. Ostrým nožem nakrájejte stonky rajčat. Lžící opatrně odstraňte semínka a vyhoďte je.
3. Rajčata dejte do malé pánve vhodné do trouby nebo použijte plech na velké muffiny. Pečte pět minut.
4. Maso opékejte na střední pánvi asi dvacet pět minut, dokud není dobře propečené. Dochuťte solí, pepřem a přidejte bazalku.
5. Vyjměte rajčata z trouby a zapněte pouze gril (pokud je nastavitelný, na nízkou teplotu). Maso rozdělte na šest porcí a lžící vložte do rajčat.
6. Uvnitř každého rajčete oloupeme vajíčko a ještě trochu osolíme a opepříme.
7. Rajčata dejte do trouby asi na pět minut ve vzdálenosti 10 až 15 cm od grilu, dokud se bílky nesrazí a žloutky ještě tekuté.

9 1. NEJLEPŠÍ PEČENÉ KUŘE

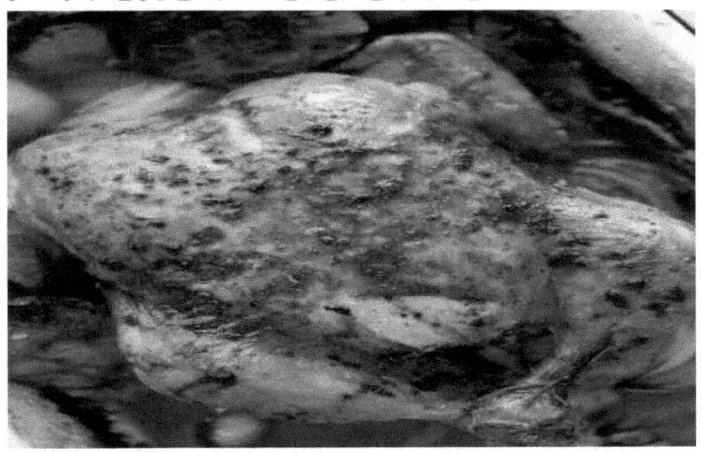

INGREDIENCE

- 4 poloviční kuřecí prsa bez kosti a kůže (přibližně 1 kg)
- 3 polévkové lžíce (45 ml) košer soli
- Kostky ledu
- 2 polévkové lžíce (30 ml) avokádového oleje
- 2 polévkové lžíce (30 ml) kuřecího koření (ujistěte se, že neobsahuje žádný přidaný cukr)

PŘÍPRAVA
1. Určitě se toto chutné kuře rychle stane jedním z oblíbených rodinných jídel. Je vynikající v doprovodu pestrého salátu, zabalený v zelných listech s porcí majonézy Primal nebo jednoduše podávaný s oblíbenou restovanou zeleninou. Tajemstvím je lák, který zanechá kuře chutné a křehké.
2. Každé kuřecí prso nakrájejte diagonálně na tři podlouhlé porce.
3. Přiveďte k varu šálek (240 ml) vody. Smíchejte vroucí vodu a sůl ve velké kovové nebo skleněné míse. Když se sůl rozpustí, nalijte litr studené vody a několik kostek ledu. Přidejte kuřecí kousky a podlijte je 2-5 cm studené vody. Dejte na patnáct minut do lednice.
4. Sceďte kuře. Pokud se chcete vyhnout slanosti, opláchněte ji hned, i když to není nutné. V prázdné misce smíchejte olej a koření na kuře. Poté vložte kuře do oleje. Nechte pár minut odstát.
5. Rozpalte gril na středně vysokou teplotu. Když je horké, položte kousky kuřete a přikryjte. Pečte asi čtyři minuty, otočte a pokračujte v opékání další tři až čtyři

minuty, dokud vnitřní teplota nedosáhne 75 °C.
6. Vyjměte kuře z grilu a podávejte.

9 2. KUŘECÍ ŠPÍZY

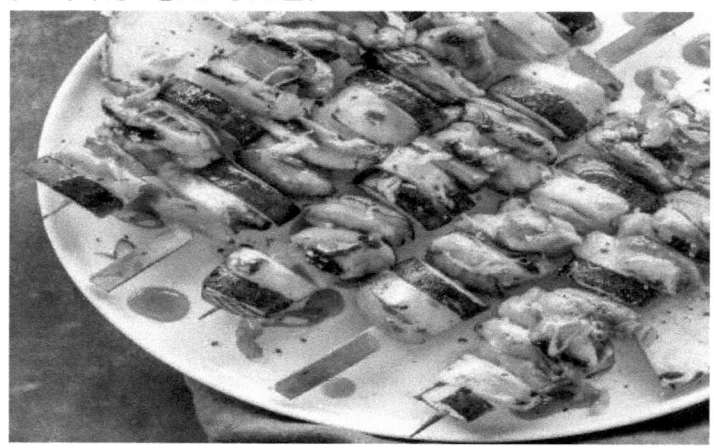

INGREDIENCE

- 1 kg kuřecích prsíček bez kosti a kůže
- 24 malých hub (cca 225 g)
- 1 velká žlutá cibule
- 2 papriky (barva, kterou preferujete)
- šálek (60 ml) avokádového oleje 1 čajová lžička (5 ml) sušeného oregana
- 1 lžička (5 ml) sušené bazalky ½ lžičky (2 ml) mletého česneku ½ lžičky (2 ml) košer soli
- ½ lžičky (2 ml) černého pepře
- 8 krátkých špejlí (namočených ve vodě, pokud jsou dřevěné nebo bambusové)

PŘÍPRAVA

1. Špízy jsou mým oblíbeným jídlem, když si lidé přijdou domů užít neformální letní grilovačku. Můžete si je připravit předem, nebo je dokonce nechat připravit hosty. Jelikož se opékají během chvilky, nebudete se muset starat o gril, zatímco se vaši hosté budou bavit.
2. Každé kuřecí prso nakrájejte na osm nebo deset kousků podobné velikosti a vložte je do skleněné mísy. Houby omyjte a odstraňte z nich nohy. Cibuli a papriku nakrájíme na velké kousky. Vše dejte do jiné mísy.
3. Smíchejte olej a koření. Do každé misky nalijte polovinu směsi a dobře promíchejte. Obě misky dejte do lednice a dvacet minut marinujte.
4. Namontujte špízy střídavě kuře a zeleninu na špízy. Předehřejte žehličku na středně vysokou teplotu.
5. Špízy dejte na gril (nebo pod gril) asi na tři minuty z každé strany, otáčejte je, aby se všude dobře propekly, asi
6. Celkem deset nebo dvanáct minut. Zkontrolujte kuře okamžitým odečtem teploměru, abyste se ujistili, že je dobře

propečené (vnitřní teplota by měla být 75 °C).
7. Přesuňte špejle ke zdroji a podávejte.

9 3. ZÁSOBNÍK NA KREVETY A CHŘEST

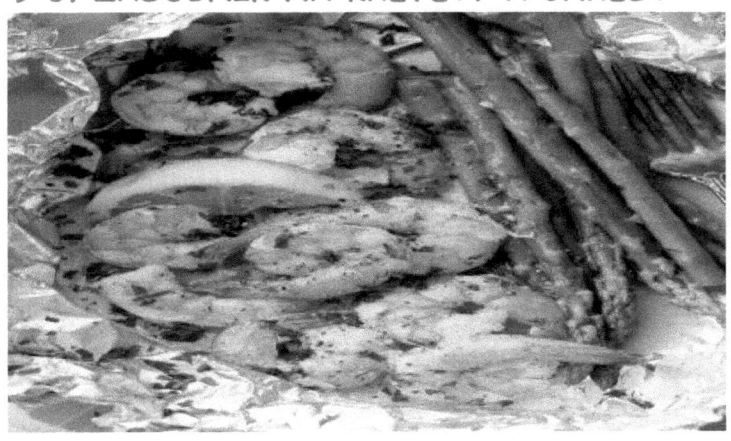

INGREDIENCE

- 2 polévkové lžíce (30 ml) avokádového oleje
- 3 nakrájené stroužky česneku
- 4 polévkové lžíce (60 g) másla
- 1 svazek chřestu (450 g)
- 2 čajové lžičky (10 ml) košer soli
- 1 lžička (5 ml) čerstvě mletého černého pepře
- 680 g loupaných krevet
- ½ čajové lžičky (1-2 ml) nakrájené červené papriky (volitelně) 1 střední citron nakrájený na polovinu
- 1 šálek (90 g) strouhaného parmazánu
- 2 polévkové lžíce (30 ml) nasekané čerstvé petrželky (volitelně)

PŘÍPRAVA

1. Kastrol vůbec nerada myju, takže mi jde o to připravovat jídlo v jedné nádobě. Toto jednoduché jídlo je navíc hotové za necelých dvacet minut. Bude se vám to líbit!
2. Předehřejte troubu na 200 °C. V malé pánvi rozehřejte na středním plameni avokádový olej. Smažte česnek, dokud nepustí své aroma a nezhnědne, asi tři minuty. Přidejte máslo a vařte, dokud nezačne bublat. Sundejte z ohně.
3. Odstraňte tvrdé konce chřestu a položte špičky na plech. Zalijte dvěma lžícemi (30 ml) másla s česnekem a několikrát je otočte, aby byly dobře pokryty. Rozložte je do jedné vrstvy a posypte je polovinou soli a pepře. Vložte je na pět minut do trouby, dokud nezměknou a lehce opečou.
4. Do jedné poloviny talíře dejte chřest. Do druhé poloviny dejte krevety. Přelijeme zbytkem másla s česnekem a trochu je obrátíme, aby se dobře zakryly. Rozložte je do jedné vrstvy a posypte zbytkem soli a pepře. Přidejte červenou papriku, pokud je použita. Na krevety vymačkejte citron a nakrájejte ho na čtvrtky. Umístěte místnosti mezi krevety.
5. Parmazán nasypte pouze na chřest a plech vložte na pět až osm minut do trouby, dokud krevety nezprůhlední. Nalijte petrželku na krevety, pokud byly použity, a ihned podávejte.

9 4. KLOBÁSY S KAPUSTOU

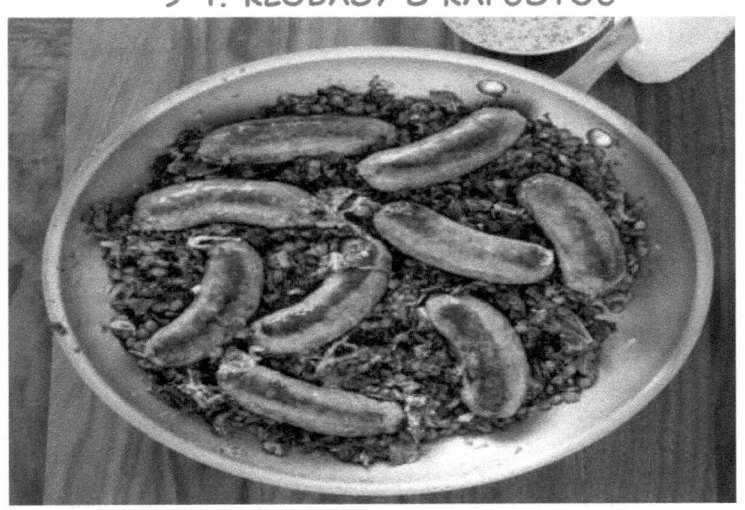

INGREDIENCE
- 1 svazek kapusty libovolné odrůdy
- ½ nakrájené střední cibule
- 1 balení kuřecích klobás
- 2 lžíce (30 ml) kokosového oleje nebo avokáda
- 2 polévkové lžíce (30 ml) másla
- 8 čistých a nakrájených hub
- 1 čajová lžička (5 ml) košer soli
- ½ lžičky (2 ml) černého pepře
- 1 šálek (250 ml) kuřecího vývaru (nejlépe domácího)
- ¼ lžičky (1 ml) nakrájené červené papriky (volitelně)

PŘÍPRAVA

1. Pokud někdo z vašich přátel nebo rodinných příslušníků řekne, že nemá rád kapustu, dejte mu toto jídlo ochutnat. Tento recept lze upravit podle chuti přidáním požadované zeleniny a jakéhokoli druhu klobásy. Vyzkoušejte různé kombinace, abyste viděli, která se vám nejvíce líbí. Určitě však vybírejte uzeniny, které obsahují pouze čisté suroviny, bez přidaných cukrů, dusičnanů a tak dále.
2. Ostrým nožem nakrájejte silné stonky kapusty přítomné v částech listů. Nakrájejte je na kousky o velikosti podobné cibuli. Listy kapusty nakrájíme na tenké proužky.
3. Párky nakrájejte na 2,5 cm kousky. Ve velké pánvi rozehřejte lžíci (15 ml) oleje. Polovinu klobás dejte do jedné vrstvy a smažte do zlatova. Otočte je a smažte je dvě minuty z druhé strany. Vyjměte je a operaci opakujte s druhou polovinou klobás. Vyjměte je z pánve.
4. Druhou lžíci (15 ml) oleje rozehřejte na středním plameni na pánvi. Přidejte cibuli a nakrájené stonky kapusty a zeleninu opékejte asi pět minut, dokud nezačne měknout. Zeleninu zatlačte na okraj pánve a uprostřed rozpusťte máslo. Přidejte houby a pár minut je restujte. Osolíme a opepříme. Dobře promíchejte.
5. Přidejte listy kapusty a vše promíchejte. Smažte tři až pět minut, dokud listy nezměknou. Párky vraťte do pánve spolu s vývarem a nakrájenou

červenou paprikou, pokud byla použita. Trochu rozpalte oheň. Když se tekutina začne vařit, snižte teplotu a počkejte, až se téměř vše odpaří. V případě potřeby zkuste přidat sůl. Ihned podávejte.

9 5. PEČENÝ LOSOS S KOPROVÝM AIOLI

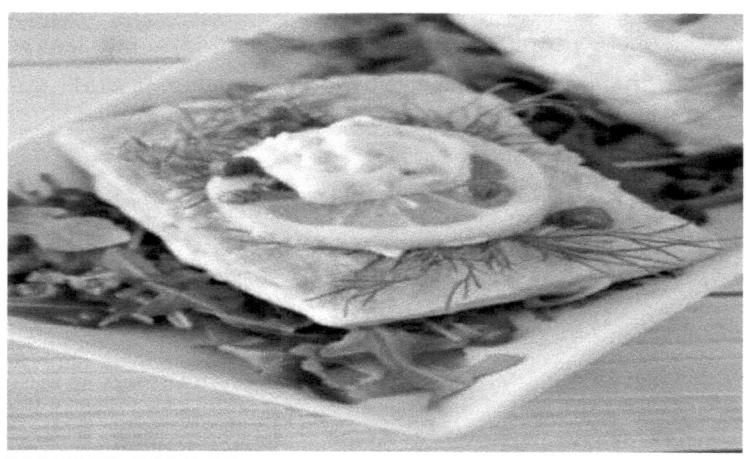

INGREDIENCE

- 4 filety lososa s kůží, každý přibližně 170 g
- lžíce (7,5 ml) avokádového oleje Kůra z ½ velkého citronu
- Kosher sůl
- Čerstvě mletý černý pepř

Alioli To Drop

- ½ šálku (120 ml) majonézy Primal Kitchen nebo jiné majonézy vhodné pro paleolitickou dietu
- 2 malé nakrájené stroužky česneku
- 2 lžičky (15 ml) čerstvě vymačkané citronové šťávy
- 1 polévková lžíce (15 ml) nasekaného čerstvého kopru

- lžička (1 ml) košer soli
- lžička (1 ml) čerstvě mleté kůry z černého pepře z ½ velkého citronu

PŘÍPRAVA

1. Tento filet z lososa pečený při nízké teplotě se rozpouští v ústech. Takto připravený losos je pěkně růžový, takže se nelekejte, až ho vytáhnete z trouby a vypadá ještě syrově. Naopak, bude to ta nejlepší udělaná ryba, jakou jste kdy jedli!
2. Troubu předehřejte na 135 °C. Filety lososa vložte do železného hrnce nebo pekáče. Smíchejte olej s polovinou citronové kůry a natřete vršek ryby. Sůl a pepř Lososa pečte mezi šestnácti a osmnácti minutami, dokud ho nelze vidličkou rozdělit na malé kousky.
3. Zatímco je losos v troubě, smíchejte majonézu s česnekem, kůrou a citronovou šťávou, koprem, solí a pepřem.
4. Lososa podávejte spolu s aioli.

9 6. KRŮTÍ A KAPUSTOVÉ ZÁVITKY

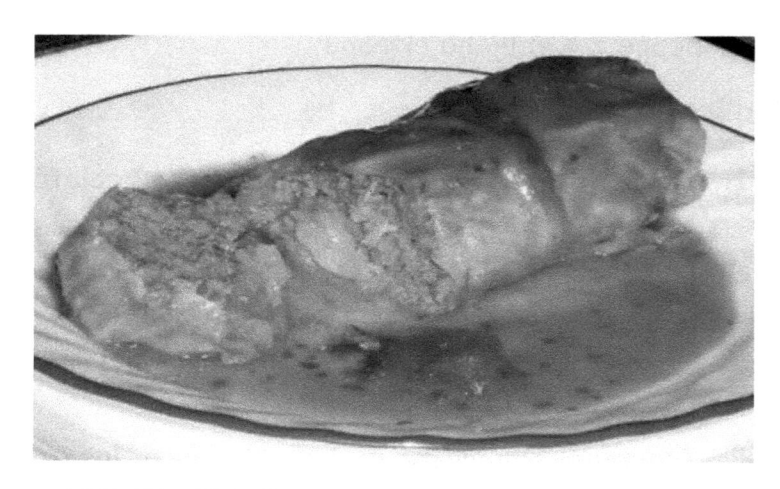

INGREDIENCE

- 2 listy kapusty, čím větší, tím lepší
- 4 plátky kvalitních krůtích prsou (bez přidaného cukru, dusitanů nebo jiných škodlivých přísad)
- 4 plátky slaniny prošly pánví
- 2 plátky švýcarského sýra nakrájené na polovinu
- ½ šálku (120 ml) paleolitického salátu coleslaw

PŘÍPRAVA

1. Po experimentování s různými možnostmi jsem dospěl k závěru, že zelí je ingrediencí, která nejlépe nahradí pečivo a mexické tortilly. Má velmi jemnou chuť a jeho velké a silné listy velmi dobře drží náplň. Tento sendvič je trochu komplikovaný k jídlu, ale je skvělý.
2. Ostrým nožem odstraňte tlustou středovou nať zelí (možná budete muset list trochu naříznout, aby měl tvar srdce).
3. Do středu každého listu navrstvíme dva plátky krůtího masa, dva plátky slaniny a dva poloviční plátky sýra, na okrajích necháme okraj. Lžící položte ¼ šálku (60 ml) salátu coleslaw na každý list blízko vrcholu (od konce stonku).
4. Začněte nahoře, zabalte zelný salát špičkou listu a srolujte sendvič. Zastrčte okraje jako burrito. Rohlíky uzavřete každý dvěma hůlkami a rozkrojte napůl k podávání.

9 7. SALÁT S KŘUPAVÝM TUŇÁKEM

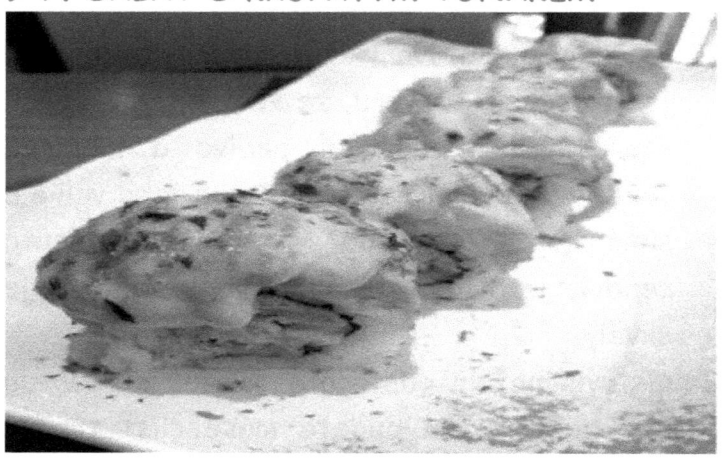

INGREDIENCE

- 2 konzervy tuňáka po 140 g (nevypouštět)
- ½ šálku (120 ml) majonézy Primal Kitchen nebo jiné majonézy vhodné pro paleolitickou dietu
- 2 polévkové lžíce (30 ml) scezených kaparů
- 1 na kostičky nakrájený řapíkatý celer
- 1 malá mrkev, nakrájená na kostičky
- 4 nakrájené ředkvičky
- Sůl a pepř podle chuti
- šálek (60 g) filetované mandle 2 polévkové lžíce (15 g) slunečnicových semínek

PŘÍPRAVA

1. Další nápad použít kapustové listy. Tento salát si můžete vychutnat i se zeleninou, s plátky ředkve, s okurkovými chipsy nebo samotný. Ujistěte se, že vybíráte tuňáka uloveného udržitelným způsobem a baleného ve vodě nebo olivovém oleji.
2. Vyprázdněte tuňáka do misky spolu s konzervační tekutinou. Rozdrťte ho vidličkou. Přidejte majonézu, kapary, celer, mrkev a ředkvičky. Zkuste sůl a pepř.
3. Mandle nasekejte kuchařským nožem. Těsně před podáváním je přidejte do salátu s tuňákem a vše posypte slunečnicovými semínky.

98 . Kuře Plněné Nopales

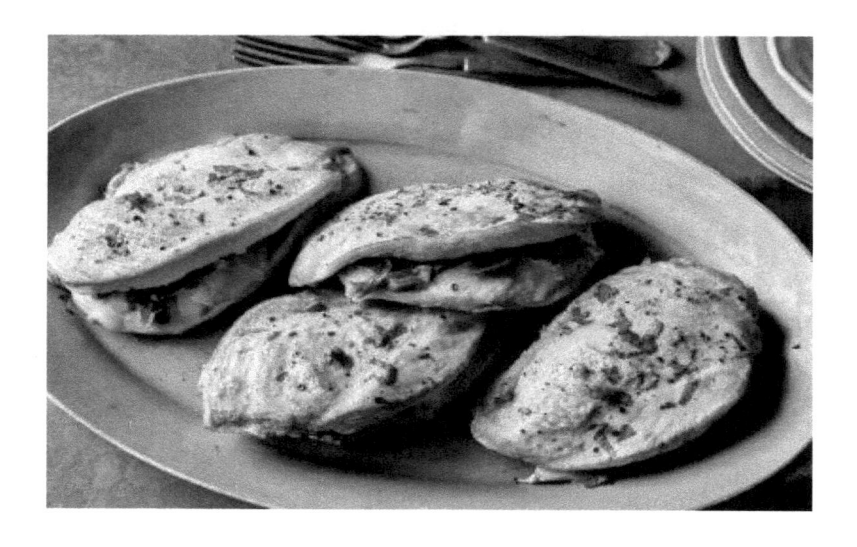

INGREDIENCE

- 1 polévková lžíce oleje
- 1/2 šálku bílé cibule, filetované
- 1 šálek nopálu, nakrájený na proužky a uvařený
- dost soli
- dost oregana
- dost pepře
- 4 kuřecí prsa, zploštělá
- 1 šálek sýra Oaxaca, nastrouhaný
- 1 lžíce oleje, na omáčku
- 3 stroužky česneku, nakrájené, na omáčku
- 1 bílá cibule nakrájená na osminky na omáčku

- 6 rajčat, nakrájených na čtvrtky, na omáčku582
- 1/4 šálku čerstvého koriandru, čerstvého, na omáčku
- 4 guajillo chilli na omáčku
- 1 lžíce nového koření na omáčku
- 1 šálek kuřecího vývaru, na omáčku
- 1 špetka soli, na omáčku

PŘÍPRAVA

6. Na náplň rozehřejte pánev na středním plameni s olejem, cibuli s nopály opékejte, dokud nepřestanou pouštět sliny, dochuťte solí, pepřem a oreganem. Rezervace.
7. Na prkénko položte kuřecí prsa plněná nopály a sýrem Oaxaca, srolujte, dochuťte solí, pepřem a trochou oregana. V případě potřeby zajistěte párátkem.
8. Rozpalte gril na vysokou teplotu a pečte kuřecí rolky, dokud nejsou propečené. Rohlíky nakrájejte a nechte horké.
9. Na omáčku rozehřejte pánev na středním plameni s olejem, opečte česnek s cibulí dozlatova, přidejte rajče, koriandr, guajillo chilli, nové koření, semínka koriandru. Vařte

10 minut, zalijte kuřecím vývarem, dochuťte solí a pokračujte ve vaření dalších 10 minut. Mírně zchlaďte.
10. Omáčku míchejte, dokud nezískáte homogenní směs. Naservírujte na talíř jako zrcadlo, navrch položte kuře a pochutnávejte si.

9 9 . Mini Sekaná Se Slaninou

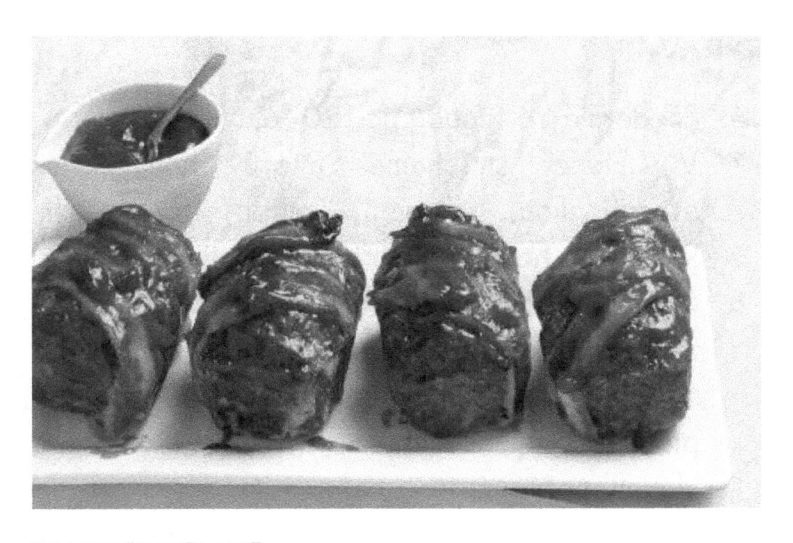

INGREDIENCE

- 1 kilo mletého hovězího masa
- 1/2 šálku mletého chleba
- 1 vejce
- 1 šálek cibule, jemně nakrájené
- 2 lžíce česneku, jemně nasekaného
- 4 lžíce kečupu
- 1 lžíce hořčice
- 2 lžičky petrželky, jemně nasekané
- dost soli
- dost pepře
- 12 plátků slaniny
- dostatek kečupové omáčky, na lak
- dost petrželky, na ozdobu

PŘÍPRAVA

6. Předehřejte troubu na 180 °C.
7. V misce smícháme mleté hovězí se strouhankou, vejcem, cibulí, česnekem, kečupem, hořčicí, petrželkou, solí a pepřem.
8. Odeberte přibližně 150 g masové směsi a pomocí rukou ji vytvarujte do kruhového tvaru. Obalte slaninou a položte na vymazaný plech nebo voskovaný papír. Vršek košíčků a slaniny potřeme kečupem.
9. Pečte 15 minut nebo dokud není maso propečené a slanina dozlatova.
10. Podáváme s petrželkou, doplněné salátem a těstovinami.

100 . Kuřecí Drátek Se Sýrem

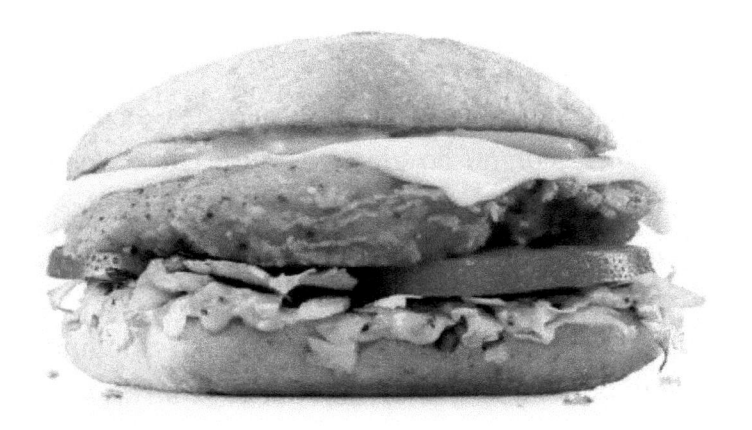

INGREDIENCE

- 1/2 šálku choriza, rozdrobené
- 1/2 šálku slaniny, nakrájené
- 2 lžíce česneku, jemně nasekaného
- 1 červená cibule, nakrájená na kostičky
- 2 kuřecí prsa, bez kůže, kostí, nakrájená na kostičky
- 1 šálek žampionů, filetovaných
- 1 žlutá paprika, nakrájená na kousky
- 1 červená paprika, nakrájená na kousky
- 1 paprika, pomeranč nakrájený na kousky
- 1 dýně, nakrájená na půlměsíce
- 1 špetka soli a pepře
- 1 šálek nastrouhaného sýra Manchego
- ochutnat kukuřičné tortilly, doprovázet

- podle chuti omáčky, doprovázet
- dochutit citronem, doprovázet

PŘÍPRAVA

4. Rozpalte pánev na střední teplotu a smažte chorizo a slaninu do zlatova. Přidejte česnek a cibuli a vařte, dokud nebudou průhledné. Přidejte kuře, ochuťte solí a pepřem a vařte do zlatova.
5. Jakmile je kuře uvařené, přidejte zeleninu jednu po druhé a několik minut vařte, než přidáte další. Nakonec přidejte sýr a ještě 5 minut povařte, aby se rozpustil, dochucení upravte.
6. Drát podávejte velmi horký spolu s kukuřičnými tortillami, salsou a citronem.

ZÁVĚR

Nízkotučné diety jsou považovány za oblíbenou metodu hubnutí.

Nízkosacharidové diety jsou však spojeny s větším krátkodobým úbytkem hmotnosti spolu se zvýšeným úbytkem tuku, snížením hladu a lepší kontrolou hladiny cukru v krvi.

I když je zapotřebí více studií o dlouhodobých účincích každé diety, studie ukazují, že diety s nízkým obsahem sacharidů mohou být pro hubnutí stejně účinné jako diety s nízkým obsahem tuku – a mohou nabídnout několik dalších výhod pro hubnutí. zdraví.

Ať už zvolíte nízkosacharidovou nebo nízkotučnou dietu, mějte na paměti, že udržení dlouhodobého stravovacího režimu je jedním z nejkritičtějších faktorů úspěchu jak při hubnutí, tak v celkovém zdraví.